Papus
Dr Gérard Encausse

De la Faculté de Paris, Lauréat des hôpitaux de Paris, Ex-chef du Laboratoire d'Hypnothérapie du Dr Luys à la Charité, Officier d'Académie, Officier du Médjidié, Chevalier du Christ, Chevalier de l'Ordre de Bolivar, etc.

# DU TRAITEMENT EXTERNE ET PSYCHIQUE DES MALADIES NERVEUSES

AIMANTS ET COURONNES MAGNÉTIQUES — MIROIRS — TRAITEMENT DIÉTÉTIQUE HYPNOTISME — SUGGESTION — TRANSFERTS

PARIS
1897

Copyright © 2022 by Culturea
Édition : Culturea 34980 (Hérault)
Impression : BOD - In de Tarpen 42, Norderstedt (Allemagne)
ISBN : 9782382749869
Dépôt légal : août 2022
Tous droits réservés pour tous pays

# INTRODUCTION :
## BUT ET PLAN DE NOTRE TRAVAIL

Dans ces dernières années de nombreuses recherches ont été faites concernant le traitement des affections nerveuses par des procédés physiques (aimant, — électricité, etc.) ou psychiques (suggestion — transfert). — Ces recherches sont éparpillées dans une foule de traités spéciaux et quelques-unes sont même encore inédites. — Voilà pourquoi nous avons voulu réunir en un petit manuel pratique assez de renseignements tour permettre au praticien d'être à même d'agir en toute connaissance de cause dans l'instauration d'un traitement rationnel.

Lorsque nous avons commencé l'étude de l'hypnotisme dans les hôpitaux d'abord comme externe de Mesnet, puis comme chef de laboratoire de Luys, nous avons été frappé de l'exclusivisme dans lequel se renferment la plupart des praticiens.

Les uns ne croient qu'à l'ancienne méthode des bains et de l'hydrothérapie, les autres n'emploient exclusivement que la suggestion et abandonnent les malades rebelles à ce mode de traitement, d'autres enfin se cantonnent dans les injections de sérum artificiel.

Nous devons rendre cette justice aux recherches poursuivies à la Charité sous la direction du Dr Luys ;

c'est que dans ce laboratoire tous les procédés de traitement ont été successivement expérimentés. Cette largeur de vues restera la caractéristique de l'École de la Charité créée par le Dr Luys. C'est là que nous avons pu remarquer l'importance qu'il y a à tout connaître pour le praticien et c'est là que nous eûmes la première idée du travail dont nous présentons un aperçu à nos lecteurs.

Notre but peut se résumer en quelques mots : rappeler aux médecins les traitements qu'ils connaissent bien et insister seulement sur les traitements peu familiers. C'est ainsi que nous mentionnerons rapidement les pratiques de l'électrothérapie et du massage en renvoyant aux traités spéciaux et que nous insisterons davantage sur la pratique de l'hypnotisme, des miroirs rotatifs et du transfert. Nous rappellerons aussi certaines pratiques de jadis, inconnues aujourd'hui, comme la médecine diététique, et le traitement par la flamme.

Mais nous nous en tiendrons exclusivement au traitement externe et psychique, renvoyant dès maintenant les praticiens à qui ces procédés ne suffiraient pas à l'enseignement de l'École touchant le traitement interne. Tel qu'il est et malgré ses inévitables imperfections nous sommes persuadé que ce petit manuel rendra de grands services aux praticiens.

L'AUTEUR

# CHAPITRE PREMIER : LES AIMANTS

## Effet cherché par l'emploi des aimants

L'effet cherché par l'emploi des aimants doit être la modification des centres nerveux au moyen de la création d'un champ magnétique spécial autour de ces centres.

Aussi l'action produite par un aimant dépendra-t-elle de la grandeur du champ magnétique créé par cet aimant et du rapport plus ou moins étendu de ce champ magnétique avec les centres nerveux qu'on désire influencer.

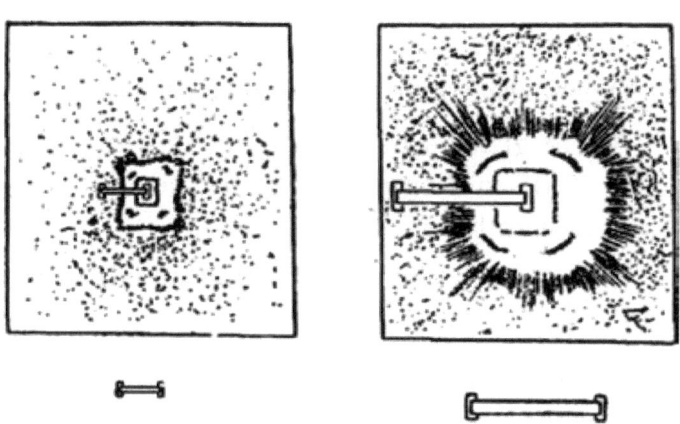

Détermination de champ magnétique d'un aimant
par la limaille de fer

L'aimant agit comme un appareil physique et il n'est doué d'aucune propriété métaphysique. Voilà pourquoi les actions obtenues par les divers observateurs ont été si diverses et les résultats produits si contradictoires. On n'a étudié que l'action de l'aimant sur la maladie sans s'occuper du genre ou de la puissance de l'aimant; non plus que de la localisation de son action. Ces facteurs sont pourtant indispensables à observer si l'on veut écrire un traité sérieux sur l'action des aimants. Mais ici nous devons nous borner aux indications pratiques; voilà pourquoi nous allons résumer rapidement ces indications.

### Divers appareils employés

Un cabinet monté sérieusement pour l'emploi des aimants doit comprendre.

1. Des barreaux de fer aimanté de deux grandeurs.

    A. De grands barreaux de 0,50 m de long, de 0,05 m d'épaisseur et formés de trois barres assemblées.

    B. De petits barreaux de 0,20 m sur 0,03 m

2. Un bon électroaimant de 0,10 m de hauteur à peu près.

3. Des plaques aimantées légèrement concaves et destinées aux applications locales.

4. Des chaînes et des couronnes formées par l'assemblage de petits aimants.
5. Des couronnes aimantées.
6. Une couronne électromagnétique.
7. Un casque solénoïde. Nous allons décrire L'emploi de ces divers appareils.

-Les grands barreaux aimantés sont employés pour produire les grands courants d'aimantation et cela de la façon suivante.

A. Dans le premier cas lorsqu'il s'agit de traiter le tremblement des membres ou la chorée, le malade tient de chaque main un des pôles de l'aimant.

B. Le plus généralement il est préférable de diriger un des pôles de l'aimant vers un des grands plexus nerveux (plexus cardiaque, ou plexus solaire) en plaçant du côté opposé une petite masse de fer, c'est là un excellent traitement de certaines variétés de neurasthénie. Pour la tête on emploiera de préférence les couronnes magnétiques. Les petits barreaux sont utilisés pour le transfert.

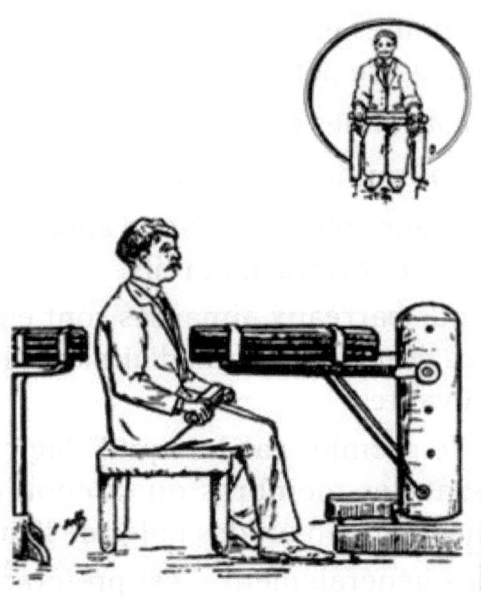

L'électroaimant a deux usages.
1. Il remplace dans certains cas les grands barreaux.
2. Il permet de maintenir à un degré toujours égal l'aimantation de tous les barreaux et des plaques employées (utiliser toujours le procédé du frottement pour l'aimantation).

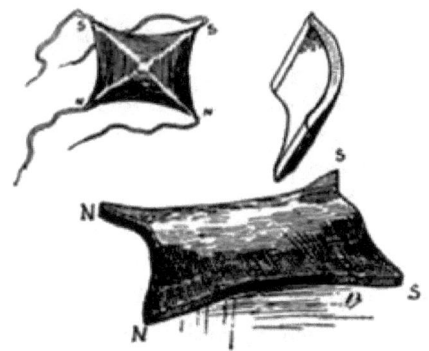

*Les plaques magnétiques*

Dès l'époque de Mesmer on avait songé à employer les plaques magnétiques.

Ce sont des plaques en fer doux convenablement aimantées et légèrement concaves pour pouvoir s'appliquer aisément sur le corps.

Elles affectent diverses formes selon les parties du corps sur lesquelles elles sont destinées à agir.

*Chaînes de petits aimants*

Le Dr Luys a fait construire des chaînes de petits aimants montés sur cuir. La longueur de ces chaînes est variable.

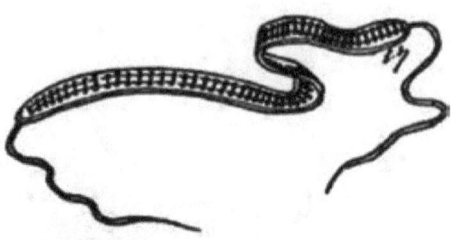

Cependant nous ne conseillons pas l'emploi de ces chaînes ou de ces couronnes vu la faiblesse du champ magnétique de chacun de ces petits aimants. Les plaques ou les couronnes magnétiques sont de beaucoup préférables.

Les conseils que nous pouvons donner pour l'emploi des aimants d'après notre expérience personnelle, peuvent se résumer dans les quelques propositions suivantes :

1. Employer de préférence des barreaux droits fortement aimantés et ayant un puissant champ magnétique. (On détermine la puissance du champ magnétique en mesurant l'action de l'aimant sur un carton saupoudré de poudre de fer).

2. Faire agir l'action magnétique le plus près possible du centre nerveux qu'on doit influencer (aimanter les plexus nerveux pour la chorée, le cervelet pour l'épilepsie, etc.).

3. Augmenter l'action de l'aimant en plaçant des morceaux de fer doux en opposition avec lui.

Mais comme le patricien doit connaître toutes les méthodes employées nous allons terminer ce paragraphe par le résumé des méthodes classiques et nous rapporterons aussi quelques travaux déjà faits sur l'action et l'emploi des aimants en thérapeutique.

### Méthode de MM. Bourneville et Bricon

À Bicêtre, MM. Bournevilie et Bricon ont employé les aimants en fer à cheval et des armures magnétiques de diverses formes. Les aimants en fer à cheval ont été appliqués chez 16 malades dont 15 épileptiques (7 enfants et 8 adultes). Les aimants fabriqués par M. Ducretet étaient d'une force portante de 35 à 40 kilogrammes pesant 7,5 kg et étaient composés de cinq lames d'acier, chacune d'une largeur de 4 centimètres et de 1 centimètre d'épaisseur.

L'application avait généralement lieu le matin. Chez 12 de leurs malades, l'aimant a été placé sur la nuque (sur deux de ceux-ci l'aimant avait été, pendant quelques jours, appliqué sur le sommet de la tête), le pôle sud en haut, le pôle nord en bas (chez deux de ces malades les pôles ont été mis quelque temps le nord en haut, le sud en bas). Les applications ont été quotidiennes et d'une durée d'une heure.

## Méthode de MM. Proust et Ballet

MM. Proust et Ballet décrivent ainsi le procédé qu'ils employaient: « Dans l'application des aimants nous procédons habituellement de la façon suivante : le malade ou la malade est étendu au lit, nous notons exactement l'état de la sensibilité générale ou spéciale, le degré de la force musculaire mesurée à l'aide du dynamomètre et comparé d'un côté à l'autre, enfin les différents symptômes que le malade présente, s'il y a lieu. Puis un premier aimant est appliqué au niveau de l'avant-bras. Lorsque nous en employons plusieurs, le second est mis habituellement au niveau de la cuisse ; le troisième, en rapport avec la jambe. Si on juge à propos d'en utiliser un plus grand nombre, on place les autres dans l'intervalle des premiers sans que le lieu d'application ait d'ailleurs grande importance. Nous avons toujours le soin de placer les pôles des aimants 5 ou 6 centimètres de distance de la peau et même de les recouvrir d'une compresse afin que les effets obtenus soient bien imputables à la seule action de l'aimant et non à celle de l'acier, agissant en tant que métal comme dans les expériences du Dr Burq.

Les aimants une fois appliqués, on les laisse en place pendant un temps variable. On est souvent obligé pour obtenir des effets, de les maintenir appliqués durant plusieurs heures. Toutefois, dans un grand nombre de cas, l'action du magnétisme est beaucoup plus prompte et se manifeste en quelques minutes. Les observations de MM. Proust et Ballet ont permis d'établir une différence notable entre l'action des métaux et celle des aimants. En effet, le retour de la sensibilité provoqué par ceux-ci se fait toujours du centre à la périphérie (elle débute par le thorax) quelle que soit la partie mise en rapport avec les aimants. Pendant l'application des aimants il est nécessaire, cela va sans dire, de rechercher et de noter exactement, à des intervalles de temps plus ou moins rapprochés, suivant les cas, les modifications qui peuvent se produire dans l'état du malade, soit du côté de la sensibilité, soit du côté de la mobilité.

### Effets thérapeutiques de l'aimant résumés par le Dr Bricon

Chez les hystériques le retour de la sensibilité est généralement passager ; on a toutefois publié un certain nombre d'observations où la guérison définitive a été obtenue principalement à la suite d'applications unilatérales ou bilatérales prolongées. Par des applications bilatérales prolongées, M. Debove est parvenu à rendre hémianesthésique une hystérique atteinte d'anesthésie généralisée. Le même résultat a été obtenu dans les troubles de la sensibilité spéciale et de la motilité des hystériques.

Dans les hémianesthésies et les hémiplégies observées dans l'alcoolisme, le saturnisme, les lésions cérébrales, l'aimant a amené le retour définitif sans transfert de la sensibilité et de la motilité dans un certain nombre de cas. En ce qui concerne la motilité, il est à noter que les paralysies dont il s'agit ici accompagnaient l'anesthésie sensorielle et cutanée et que ce sont les seules qui paraissent justiciables du traitement magnétique. M. Bernheim attribue toutefois à l'aimant une efficacité spéciale sur la fonction motrice. (*Revue médicale de l'Est*, 15 mai 1881).

Sur 22 malades épileptiques soumis à un traitement prolongé et exclusif par les aimants en fer à cheval ou les armures (modification de celles de Le Noble et de Harsu) MM. Bourneville et Bricon n'ont obtenu, contrairement aux faits avancés par d'autres auteurs, aucun résultat satisfaisant. L'aimant a encore récemment été de nouveau employé pour combattre certaines céphalalgies ; on l'a utilisé pour l'extraction des corps étrangers (acier) de la cornée, etc. La méthode de M. Debon consiste dans l'application prolongée et bilatérale d'aimants en fer à cheval disposés de chaque côté des corps en plus ou moins grand nombre. On peut obtenir dans certains cas le maintien forcé et prolongé de la sensibilité des deux côtés au moyen de l'application des plaques neutres métalliques (Vigouroux). Les applications prolongées et bilatérales permettent parfois d'obtenir des résultats que l'on n'aurait pu obtenir par les procédés ordinaires. — On ne peut encore établir nettement, dès maintenant, les indications thérapeutiques de l'aimant.

### De l'emploi de l'aimant dans la thérapeutique, par W. Hamond de New-York

Extrait des *Annales de Psychiatrie et d'Hypnologie*, novembre 1894

Que l'aimant puisse exercer une forte influence physiologique sur les animaux, et même sur les plantes, est un fait que l'expérience a définitivement établi, bien que généralement il en soit fait peu de cas par les médecins. La raison de cette négligence doit sans doute être attribuée à cette circonstance, que ceux qui ont promulgué la science du magnétisme ont mélangé tant de balle, avec le grain de froment, que ce dernier s'est trouvé égaré à cause de la grande superfluité de la première.

Ce sujet fut étudié, il y a plusieurs années, par le baron von Reichenbach, homme non seulement doué d'une science profonde, mais qui de plus était tenu en grande considération par Liebig et d'autres savants éminents. Il accomplit un grand nombre d'expériences sur des sujets névropatiques des deux sexes et quoique beaucoup de choses qu'il déduisit de ses recherches puissent être regardées comme erronées, on ne peut rigoureusement en dire autant de toutes ses conclusions. Par exemple, chacun peut facilement se convaincre de la vérité de l'observation suivante (je me suis à plusieurs reprises assuré de son exactitude) :

« Si un fort aimant, pouvant soutenir environ dix livres est dirigé de haut en bas sur les corps de quinze ou vingt personnes, sans les toucher effectivement, on en trouvera toujours parmi elles, quelques-unes qui seront excitées d'une façon particulière. Le nombre d'individus qui se trouvent être sensitifs de cette manière est plus grand qu'on ne se l'imagine généralement. La sorte d'impression produite sur ces personnes excitables, qui d'ailleurs peuvent être regardées comme en parfaite santé, est difficile à décrire : Elle est plutôt désagréable qu'agréable, et combinée à une légère sensation de courant d'air frais, ou d'une chaleur douce, que les malades s'imaginent sentir sur eux. Quelquefois ils ressentent des tiraillements, des picotements ou ont la chair de poule ; quelques-uns se plaignent de soudaines attaques de céphalalgie ; non seulement des femmes, mais des hommes à la fleur de l'âge se trouvent être très sensibles à cette influence ; chez les enfants, elle se fait sentir quelquefois d'une façon très active. »

Il est indubitable que de semblables expériences soient susceptibles de conduire à des résultats très décevants. Tout le monde est plus ou moins apte à recevoir l'impression du « principe de la suggestion », ce qui consiste en ce que les sujets voient et sentent, selon ce qu'on attend d'eux, ou selon qu'il leur est dit de voir ou de sentir. Mais même quand les expériences sont faites en prenant toutes les précautions pour se mettre en garde contre l'influence de ce facteur, des phénomènes qui ne diffèrent pas essentiellement de ceux observés par Reichenbach se produisent. Pour vous en donner un exemple, je citerai l'expérience suivante faite depuis seulement quelques jours.

Un monsieur âgé de 30 ans et d'une nature nullement impressionnable découvrit son bras droit, à ma requête, relevant la manche de sa chemise jusqu'à l'épaule, et l'étendit de toute sa longueur sur une table. Je pris alors un mouchoir et lui bandai étroitement les yeux, lui exprimant le désir qu'il voulût bien me dire quelles sensations il ressentirait dans ce bras au cours de l'expérience. L'ayant ainsi induit à concentrer son attention sur cette partie de sa personne, je tins un fort aimant en forme de fer à cheval, en contact presque immédiat au-dessus de sa nuque et à environ un pouce d'intervalle avec la peau.

Au bout de trente-deux secondes à ma montre, il dit : Je ne sens rien du tout au bras, mais j'éprouve une étrange sensation d'engourdissement derrière le cou. Dix secondes après, il s'écriait : Il semble maintenant que vous me promenez un verre ardent derrière le cou. J'enlevai l'aimant et lui demandai s'il ne sentait rien au bras. Non, répliqua-t-il, je ne crois pas.

Tandis qu'il parlait, j'amenai vivement l'aimant au-dessus de sa tête et en même temps je lui frappai le bras avec un coupe-papier. « Je sens que vous me frappez le bras avec quelque chose, dit-il, mais l'engourdissement que je ressentais au cou a disparu et se trouve être maintenant juste au-dessus de ma tête. »

J'éloignai alors l'aimant et je le fis mouvoir au-dessus du bras, de l'épaule au bout des doigts à la distance d'un pouce ou à peu près de la surface de la peau. Après deux ou trois passes de la sorte, il dit : Maintenant je sens quelque chose au bras ; j'éprouve une sensation telle que si vous me piquiez le bras avec des épingles, quoique cela ne me blesse nullement. Maintenant il me semble que le verre ardent me brûle légèrement tout le long du bras.

D'autres modifications de l'expérience furent faites, et toujours avec un résultat semblable. Il était évident que l'aimant produisait des sensations irritantes sur les parties du corps où sa proximité n'était pas soupçonnée.

Reichenback supposait que de tels phénomènes et d'autres qu'il décrivait, étaient dus à une force qu'il était le premier à reconnaître, et laquelle, prétendait-il, avait son siège dans le corps de la personne. Il l'appelait la force *odie od* ou *odyle*. Quand elle existait à un haut degré, les sujets étaient regardés comme sensitifs, et pouvaient exhiber des effets encore plus étonnants par l'action des aimants que ceux dont il est déjà fait mention. Ces sensitifs étaient presque invariablement des individus de forts tempéraments névrotiques, et des femmes pour la plupart. Selon son dire, il préférait celles qui pétaient fréquemment incommodées par des céphalalgies périodiques, surtout par la migraine ; celles qui se plaignaient d'oppression temporaire de l'estomac, ou celles qui dormaient mal sans cause apparente ; celles qui rêvaient tout haut pendant le sommeil ou qui étaient agitées pendant la nuit, subissant l'influence de la pleine lune ; celles qui étaient rapidement indisposées dans les églises et les théâtres, ou celles qui étaient très sensibles aux odeurs fortes. Quand de telles personnes étaient conduites dans une chambre noire dans laquelle plusieurs aimants étaient placés, elles étaient capables au bout de quelques minutes de déterminer les positions précises de ces objets par les rayons lumineux émanant de leurs pôles.

Je cite les extraits suivants d'une lettre écrite par M. Volpicelli, de Rome, à M. Chevreul, de Paris, comme expliquant à la fois et les effets de l'aimant et la nécessité de se mettre en garde contre une duperie, même involontaire, de la part du sujet.

« Un médecin, dit ce correspondant, possédant une excellente réputation, affirme que si un aimant est mis en contact avec un sujet nerveux, le magnétisme occasionne des effets perturbateurs et dérange notablement la santé. Pour ma part, je doute que ces troubles soient dus, en aucune façon, à l'influence magnétique, dont je ne conteste pas cependant la réelle existence, mais je les attribue à l'imagination de la personne. Je fus invité par un savant professeur médical à faire des expériences sur un sujet nerveux, à l'hôpital du Saint-Esprit, à Rome. J'acceptai l'offre courtoise, mais au lieu d'un aimant, j'apportai un morceau de fer qui n'était point du tout magnétisé. Le malade n'eut pas plus tôt vu ce fer, qu'il fut saisi de violentes convulsions. Son imagination avait subi une telle excitation que nous pûmes observer des troubles nerveux poussés à leur plus grande intensité. »

« Je fis une seconde expérience. Un aimant fut placé dans la main d'une personne également affectée d'une maladie nerveuse. Au bout de quelques secondes, elle devint si violemment excitée que je me vis obligé de l'enlever. Je me sentis convaincu que le trouble nerveux était produit par la simple vue de l'aimant et point par une action magnétique quelconque, et plusieurs jours après, je pus acquérir, par certains moyens la conviction du fait suivant. La même personne fut invitée à présider une réunion scientifique. Je pris de puissants aimants et les plaçai sous sa chaise, dans le tiroir de sa table, et même sous ses pieds, sans qu'il eût le plus léger soupçon de mes préparatifs. Pendant la séance, qui dura plus de deux heures, il n'eut quoi que ce fût en fait de troubles nerveux ; et aussitôt après le meeting, répondant à la demande que je lui en fis, il me déclara qu'il se sentait parfaitement bien. Lorsqu'on lui apprit qu'il avait été entouré de puissants aimants, il manifesta à la fois de la surprise et de la frayeur, comme s'il n'était pas tout à fait sûr d'être en parfaite santé. » Mais l'essai le plus philosophique et en même temps le plus pratique de l'action du magnétisme sur les êtres vivants est celui du Dr John Vansant. Ses expériences furent faites, et sur des plantes qui ne pouvaient être suspectées d'être influencées par le principe de la suggestion et sur des insectes ou autres animaux de l'ordre le plus inférieur, de même insensibles à toute influence, enfin sur des individus, mais en calculant les circonstances, afin d'éviter tout soupçon de l'action d'aucun facteur autre que le magnétisme.

Le Docteur Vansant employait de petits aimants d'acier, pouvant soutenir environ une once de fer, se terminant par des bouts très pointus, et munis pour la commodité du maniement d'une poignée en bois au milieu. Comme le journal du Dr Vansant n'est pas généralement accessible, je cite en raison de l'importance du sujet, d'après ses documents, la description suivante :

« Mon attention fut pour la première fois dirigée particulièrement sur le sujet de cette communication dans l'hiver de 1866, quand j'eus l'occasion d'observer qu'une petite baguette d'acier magnétisée dont les extrémités étaient extrêmement pointues », si elle était mise soigneusement en contact avec une ampoule d'une vive sensibilité, qui avait été produite accidentellement sur un de mes doigts par un poinçon, donnait lieu, quand le pôle Sud était appliqué, à une sensation aigu momentanée, et semblait rendre l'ampoule plus douloureuse lorsque l'aimant était retiré. Quand on faisait usage de la même manière du pôle Nord, aucune sensation n'était ressentie au moment du contact et après l'éloignement de l'aimant la douleur primitive se calmait d'une façon notable. Frappé par ce phénomène, et cependant doutant presque de mes propres sensations, je commençai par m'informer s'il était possible de reconnaître une différence entre les deux extrémités d'un aimant au moyen de quelque organe particulièrement sensible dans sa condition normale. À l'essai, je trouvai que la membrane conjonctive de l'œil indiquerait, par sa sensibilité, par quel pôle elle était touchée. Je pouvais poser avec soin l'extrémité pointue Nord de la baguette magnétique sur cette membrane sans douleur, ou clignotement d'yeux, mais dès l'instant où le pôle Sud était appliqué, n'importe avec quelle délicatesse, j'éprouvais une sensation aiguë et un léger clignement involontaire de la paupière. L'effet était faible, mais évident. L'expérience fut répétée sur l'œil d'une autre personne le même jour et donna des résultats semblables. Après cela je fis de nombreuses expériences avec des aimants de différentes formes et puissance (bien que jamais avec de très gros) appliqués à des parties différentes du corps et ainsi j'observais une série déterminée de symptômes après chaque application faite de la même manière à une partie donnée, pourvu qu'un laps de temps suffisant se soit écoulé entre les applications pour que l'organe soit revenu à son état ordinaire. Finalement j'achevai de me convaincre de l'authenticité des phénomènes. J'acquis la certitude qu'ils ne devaient point être attribués à l'imagination et qu'ils étaient aussi réguliers et constants dans la manière dont ils se présentaient que ceux qui suivent l'administration de toute substance médicinale. »

Les expériences du Dr Vansant avaient pour la plupart un caractère physiologique. Il fait mention cependant de trois cas pour lesquels l'aimant fut employé comme agent thérapeutique, et avec effet immédiat. Ainsi : « M. J. R., un monsieur d'une organisation assez délicate avait une névralgie dans la partie supérieure du côté de la figure. J'appliquai le pôle Nord d'une petite barre aimantée qui pouvait à peine soulever une demi-once par un de ses pôles pendant quelques secondes sur l'endroit douloureux. Au bout d'environ dix minutes il dit que la douleur était augmentée et localisée. J'appliquai alors le pôle Sud de la même manière et quelques minutes après il déclara que la douleur avait presque cessé. Ce Monsieur s'attendait à être soulagé par la première application.

« M. M..., un homme fort dépourvu d'imagination, avait une névralgie faciale d'origine infectieuse. J'appliquai le pôle du même petit aimant décrit ci-dessus, pendant environ une minute. Au bout de cinq minutes il se plaignit de ce que la douleur était pire. »

« Je fis alors une application du pôle + et en moins d'une minute le mal céda presque entièrement. Au bout d'une heure environ, il y eut un nouvel accès de douleur, mais très amoindri comme intensité. Cette personne aussi était induite à attendre du soulagement par la première manière d'adaptation.

« Mme S. — Une dame d'une sensibilité remarquable, mais possédant un grand empire sur elle-même, souffrait d'une névralgie atroce des nerfs aboutissant au côté gauche du bassin. La veille, j'avais fait, près de l'endroit douloureux, une injection sous-cutanée avec le quart d'un grain de sulfate de morphine, dont l'effet fut de produire une très grande dépression des forces vitales, mais non de soulager la douleur, qui continua à être ressentie pendant la semi-conscience qui suivit. À cette occasion, sans qu'il y eût de la part de la dame la moindre connaissance de ce que je faisais, je passai lentement, pendant environ dix secondes, sur le tiers supérieur de la cuisse le pôle d'une baguette d'acier fortement magnétisée de quatre pouces de longueur sur un tiers de pouce de diamètre. L'effet fut surprenant et alarmant. La douleur changea de position, se répandit et remonta, mais ne fut pas soulagée. Un état de stupeur survint, sa respiration était oppressée, une pâleur mortelle envahit son visage, ses traits devinrent contractés, ses yeux enfoncés et demi-clos ; le cœur battait faiblement, et la surface du corps était froide et couverte d'une sueur visqueuse.

L'effet dépressif ressemblait beaucoup à celui qui avait été produit par la morphine le jour précédent, mais était même plus marqué. Tous ces symptômes se manifestèrent dans l'espace de quelques minutes. Après avoir attendu quinze minutes, j'appliquai l'autre pôle, le pôle + pendant la même longueur de temps, à un endroit un peu au-dessous de la jointure de la hanche, et en peu de temps, de nouveaux symptômes se manifestèrent : La douleur fut en apparence augmentée et plus localisée ; les extrémités froides, mais la sueur fut arrêtée, la respiration plus profonde, les yeux naturellement fermés et tous les signes de dépression commencèrent à se dissiper. »

Ces extraits du journal très intéressant du Dr Vansant sont suffisants pour montrer les résultats de ses recherches.

Je viens maintenant vous mettre au courant de mes propres observations.

Au contraire du Dr Vansant, qui se servait de barres magnétiques, j'ai trouvé que la forme en fer à cheval, telle que celle des aimants exposés ici, était plus efficace. Il est préférable aussi de les avoir tous de la même taille, car alors ils peuvent être liés ensemble, et leur force en est très augmentée.

Les pôles peuvent être séparés en faisant en sorte d'incliner l'aimant afin de mettre un pôle en contact plus rapproché de la surface que l'autre. De plus, la barre magnétique perd bientôt son magnétisme, tandis que l'aimant en fer à cheval, si celui qui le possède le garde dans un endroit convenable, ne subira aucune détérioration pendant des années d'un emploi constant. Quand il est judicieux d'agir avec grand effet sur une partie très limitée du corps des aiguilles peuvent être fixées à l'un des pôles ou aux deux à la fois, ou placées entre une paire d'aimants. Quand deux ou plusieurs aimants sont réunis en un seul, l'on doit prendre soin que tous les pôles nord et les pôles sud se correspondent; autrement leur puissance en serait très réduite.

J'ai, pendant plusieurs années, employé, dans ma pratique de la médecine, les aimants, et d'une façon considérable, surtout dans le traitement de la névralgie. Mais c'est seulement depuis peu que je m'en suis servi pour le traitement de la chorée et de la paralysie. Ce sont ces dernières classes de cas que je me propose de traiter dans cet article en tant que ce qui concerne l'influence thérapeutique de l'aimant.

## Chorée

1er cas. — A. C., âgée de dix ans, devint affectée de la chorée, autant que l'on peut l'affirmer, vers le 5 juillet de cette année même. Elle arriva le 21 août se mettre sous mon observation. À cette époque il y avait une agitation continuelle de tous les muscles du tronc et de la face. Elle avait perdu la faculté de la parole. Au moyen d'un joug enveloppant le cou et les épaules, j'attachai deux aimants en fer à cheval pouvant chacun soutenir quatre livres de fer, de telle manière que l'un était appuyé sur la région cervico-dorsale de l'épine, et l'autre sur le sternum, les pôles étant dirigés de haut en bas. Les aimants furent appliqués à 1 h 30, le 22 août. À 1 h 55, tous mouvements choréiques avaient cessé. À 1 h 57, elle prononça quelques paroles : « Oui, non, je ne sais pas ». À 2 h 05, elle dit : « Je voudrais aller à la maison, maman. » Les aimants furent alors enlevés. Jusqu'ici, et nous sommes le 15 septembre, il n'y a eu aucune rechute.

2e cas. — Semblable au premier, mais la malade pouvait parler. Les aimants ne produisirent aucun effet, quoiqu'appliqués à plusieurs reprises. La malade guérit avec de l'arsenic à hautes doses.

3e cas. — J. T., une jeune fille, âgée de onze ans, me fut amenée le 1er septembre, afin d'être traitée pour la chorée. Le cas était unilatéral, les mouvements étant limités au côté gauche. Mon aimant fut appliqué à la partie antérieure de la cuisse gauche et l'autre à la région cervicale de l'épine. Les mouvements cessèrent au bout de onze minutes. Point de rechute.

4ᵉ cas. — W. L., un garçon âgé de sept ans, choréique depuis trois semaines, mouvements généraux. Point de résultat par les aimants. Guéri en douze jours par l'arsenic.

5ᵉ cas. —, C. D., garçon âgé de neuf ans, choréique depuis deux mois, très débilité, n'étant point capable de marcher sans tomber à plusieurs reprises, mouvements généraux, aucun résultat par l'emploi des aimants, guéri au bout de deux semaines par l'arsenic.

6ᵉ cas. — R. D., une fillette âgée de neuf ans, choréique depuis six semaines, mouvements généraux; point de résultat par les aimants.

7ᵉ cas. — J. L., une fille âgée de huit ans, choréique depuis six semaines, mouvements limités à la face et au cou. Point de résultat par les aimants. Encore sous le traitement de l'arsenic. Amélioration.

8ᵉ cas. — D. C. un garçon âgé de huit ans, choréique depuis un mois, mouvements généraux, point de résultat par les aimants, quoiqu'ils fussent appliqués à plusieurs reprises et laissés pendant une heure ou plus à la fois.

9ᵉ cas. — C. W., un garçon âgé de sept ans, choréique depuis trois mois, mouvements limités aux mains et à la figure. Aucun résultat par une application répétée des aimants.

En résumé, j'ai employé l'aimant pour neuf cas de chorée. Pour deux d'entre eux, les effets furent remarquables, des guérisons complètes s'étant produites en quelques minutes. Pour les sept autres aucun résultat n'eut lieu. Il est probable que des observations ultérieures démontreront que des variations dans la force des aimants ou le mode d'application seront avantageuses.

## CHAPITRE II : LES COURONNES MAGNÉTIQUES

Lorsqu'il s'agit d'influencer magnétiquement le cerveau, les couronnes magnétiques deviennent très utiles et donnent d'excellents résultats.

Ces couronnes sont fortement aimantées et leur champ d'action est assez important.

Le modèle le plus simple est celui employé à la Charité et dont les figures indiquent, mieux que toutes les démonstrations, la constitution et le placement.

Mais ces couronnes présentent une curieuse particularité. Elles conservent l'impression fixée sur elles et peuvent en opérer le transfert. Voici en quels termes cette découverte a été présentée à la Société de Biologie.

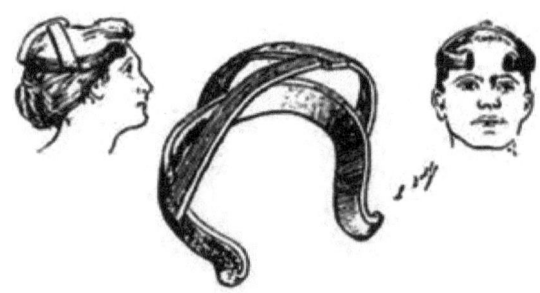

Couronne magnétique

Du transfert à distance à l'aide d'une couronne de fer aimanté, d'états névropathiques variés, d'un sujet à l'état de veille sur un sujet à l'état hypnotique, par MM. Luys et Encausse.

La question du transfert d'états névropathiques variés, qui a été si nettement mise en lumière dans ces derniers temps par les travaux de notre collègue Babinski, vient de s'enrichir de faits nouveaux que M. Encausse, mon chef de laboratoire, et moi avons tout récemment constatés.

Il ne s'agit plus, dans le cas présent, du transfert par contact magnétique d'un état névropathique quelconque (paralysies, contractures, anesthésies, etc.), d'un sujet qui prend ainsi, grâce à l'intervention d'un aimant interposé, l'état morbide de son partenaire, mais bien du transfert réel, à distance, sur une couronne de fer aimanté servant de substratum matériel, d'un état névropathique quelconque, d'un sujet transféreur (paralysie, contractures, vertiges, etc.), à l'état de veille, à un sujet en état hypnotique.

On peut ainsi, le sujet hypnotisé étant dans une chambre voisine, enlever la couronne de dessus la tête du sujet transféreur, porter à la main ladite couronne aimantée qui est chargée de l'état névropathique, comme s'il s'agissait d'un véritable accumulateur chargé de fluide électrique, et provoquer des réactions similaires. — Ce sont là des faits nouveaux et qui sont des déductions logiques des premiers travaux qui ont été faits sur la matière, et dont un grand nombre de médecins ont été à même de vérifier tous les jours l'exactitude dans mon service à la Charité.

Voici comment nous opérons :

Je présente d'abord à la Société la couronne aimantée telle que je l'ai fait construire. On voit qu'elle consiste en une lame de fer curviligne qui embrasse circulairement la courbe crânienne. Sa continuité est interrompue au niveau de la région frontale, et chaque extrémité libre de la demi-couronne représente un pôle de l'aimant. — Un spectre magnétique fait avec la limaille de fer et photographié donne une image fidèle du rayonnement magnétique.

Empiriquement, j'applique le pôle nord sur la tempe droite (j'indiquerai plus loin le motif de cette disposition), et j'interpose entre la tempe gauche et l'autre pôle un tampon de linge pour assurer la prédominance d'action du pôle au contact de la peau. Une armature faite à l'aide de bandelettes de cuir permet de fixer la couronne sur la tête horizontalement, et de la maintenir dans les conditions indiquées qui me paraissent jusqu'à présent les plus favorables à la manifestation du phénomène.

Soit maintenant un sujet A, frappé d'hémiplégie droite et en état de veille, — nous appliquons, ainsi que je viens de l'indiquer, la demi-couronne sur sa tête, le pôle nord à droite, et nous la maintenons horizontalement pendant environ cinq minutes. — Au bout de ce temps, sans proférer aucune parole, nous la plaçons sur la tête d'un sujet B, préalablement mis en état de léthargie hypnotique et placé dans une chambre voisine. Presque instantanément, le sujet B perçoit une secousse comme une petite décharge électrique ; tout son côté droit devient hémiplégique, et quand on le dirige vers le réveil et que suivant les procédés usuels on le fait passer en catalepsie, puis en somnambulisme lucide, à ce moment, dis-je, il parle, il a pris la personnalité du sujet hémiplégique, il a la parole embarrassée, il a le bras pendant, il marche en fauchant. En un mot, la personnalité morbide du sujet transféreur hémiplégique réel s'est incarnée avec tous ses caractères sur le sujet transféré avec une véritable précision. — Au réveil, cet état transitoire disparaît instantanément sous forme de suggestion impérative.

La force nerveuse morbide accumulée sur la couronne aimantée ne s'éteint pas immédiatement une fois qu'elle s'est déchargée sur le premier sujet.

J'ai constaté que cette force accumulée était encore apte à produire des effets identiques, moins accentués peut-être, chez un second sujet.

Elle peut persister encore pendant quelque temps, et j'ai pareillement constaté que lorsqu'elle était demeurée quelque temps en contact avec les sujets en expérience, au bout d'une demi-heure, et quelquefois au bout de deux heures, elle était encore suffisamment active pour se révéler par des effets appréciables[1].

J'ai pu ainsi transporter à distance, à l'aide de cette même couronne, les contractures des extrémités inférieures d'un sujet de mon service atteint de myélite traumatique, et ayant les membres inférieurs très douloureusement contractés, — des névralgies faciales et sciatiques, et, — chose bien étrange assurément ! — des états cérébraux, des troubles encéphaliques, tels que des vertiges, des étourdissements, des sensations d'épuisement intellectuel et de perte de mémoire.

Tous ces états névropathiques, qu'ils soient d'ordre somatique ou d'ordre psychique, paraissent donc obéir aux mêmes lois du transfert, et pouvoir, au gré de l'expérimentateur, être ainsi imposés à des sujets hypnotisés qui peuvent transitoirement leur servir de récepteurs, et s'en imprégner d'une façon complète au grand avantage de leur amélioration curative.

En suivant cet ordre d'idées, on est amené naturellement à rechercher si dans l'emploi de ces méthodes

---

[1] Des expériences récentes m'ont permis de constater que l'état neuro-magnétique de la couronne aimantée était susceptible de persister un temps plus prolongé. Au bout de 48 heures, une couronne magnétique placée sur la tête d'un sujet atteint de torticolis, et placée par mégarde 48 heures après sur la tête d'un sujet hypnotisé a révélé son activité persistante par des troubles de torticolis similaire, et cela s'est fait naturellement sans que nous nous doutions que cela puisse se passer.

nouvelles, il ne serait pas possible d'entrevoir des moyens nouveaux applicables à la thérapeutique des maladies mentales. — Il va y avoir là un problème de premier ordre qui va se poser aux esprits chercheurs. Car, en partant de ce point de départ réel et indiscutable, en vertu duquel on peut transférer à un sujet des états neurologiques morbides appartenant à un autre, on est amené à se demander si la réciproque ne serait pas également vraie, et si par exemple, sur un cerveau troublé, congestif, en période d'excitation ou de dépression, il ne serait pas possible de transférer les forces nerveuses accumulées d'un cerveau à l'état physiologique ?

À une époque où l'audace du chirurgien n'a plus de limites en fait de thérapeutique mentale, à une époque où M. Burckard (de Préfargier) annonce, au Congrès de Berlin, qu'il a pu guérir certains cas de folie, à l'aide de l'extirpation de certaines régions de l'écorce, on peut dire que dans ce domaine spécial de la pathologie, tout est possible, et que les tentatives les plus en dehors des idées normalement reçues sont souvent couronnées de succès inespérés.

Tous ces faits appartenant au domaine de l'hypnotisme, qui paraissent si étranges aux esprits mal préparés, emportent avec eux un enseignement très significatif. Ils remettent en lumière, et revivifient, sous une forme nouvelle, certaines pratiques appartenant à toutes les phases de l'humanité, ces tendances au surnaturel, que l'on retrouve comme fond commun de toutes les religions.

Est-ce que ces transferts à distance de forces neuriques et psychiques à l'aide d'un substratum matériel, par une simple couronne aimantée, ne rappellent pas à l'esprit l'action mystérieuse des talismans et des amulettes, des sortilèges des sorciers ? Et, enfin, dans le monde catholique, l'Église n'admet-elle pas comme un de ses dogmes fondamentaux que certains corps matériels, certaines reliques, ou objets bénits, emportent avec eux à distance certaines grâces spéciales, émanées de celui qui les a consacrées ?

Ne sont-ce donc pas là des représentations parallèles des mêmes phénomènes d'ordre psychique que nous venons d'exposer ? et n'est-on pas amené à dire que dans ce domaine si curieux des choses de l'hypnotisme, malgré les apparences, on ne trouve rien de nouveau, et qu'on ne fait que faire revivre d'anciennes choses oubliées dans l'évolution mentale de l'humanité.

## Disparition de l'influence

Pour enlever l'influence ainsi fixée sur les couronnes plusieurs procédés ont été employés. Le meilleur est sans contredit le lavage à l'eau courante des extrémités de la couronne.

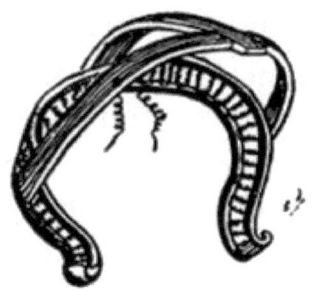

Couronne électromagnétique

Mais pour remédier plus sûrement encore à cet inconvénient nous avons proposé au Dr Luys l'emploi des couronnes électromagnétiques s'aimantant uniquement sous l'influence du courant électrique et nous avons, dans ces derniers temps, fait construire un modèle rond qui nous donne d'excellents résultats.

## Le casque solénoïde

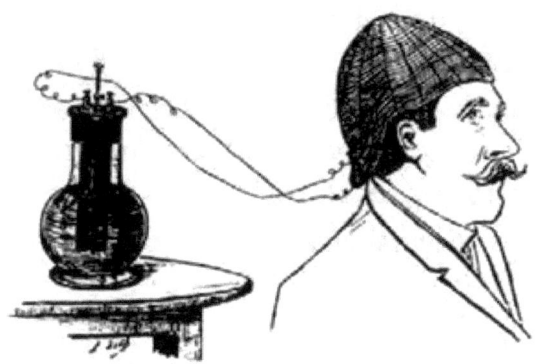

Casque solénoïde du Dr Encausse

Modification puissante du champ magnétique.

On sait l'influence exercée par les solénoïdes sur la création et la transformation du champ magnétique.

Voilà pourquoi nous avons songé à modifier, au moyen d'un solénoïde, le champ magnétique du cerveau tout entier ou d'un membre tout entier.

Pour le cerveau, nous avons fait construire un casque solénoïde qui donne des résultats très rapides et qui permet dans beaucoup de cas de remplacer avantageusement les couronnes magnétiques.

### Bibliographie

*Rapport sur les aimants* présenté par M. l'abbé le Noble, par Andry et Thouset, Bibliothèque Nationale, T.VII, 27.

Berson, *De l'influence de la température sur l'aimantation.* Thèse de la Faculté des Sciences, 1886, Bibliothèque Nationale, 4.    R 489 (560-61).

Dr Chazarain et Ch. Dècle, *Les courants de la polarité dans l'aimant et dans le corps humain*, Paris, 1887, in-8°, Bibliothèque Nationale, T. XV, 182.

Durville, *Application de l'aimant au traitement des maladies.* Paris, 1895, in-18.

*Annales de Psychiatrie et d'Hypnologie*, publiées sous la direction du Dr Luys.

# CHAPITRE III : LE MIROIR ROTATIF

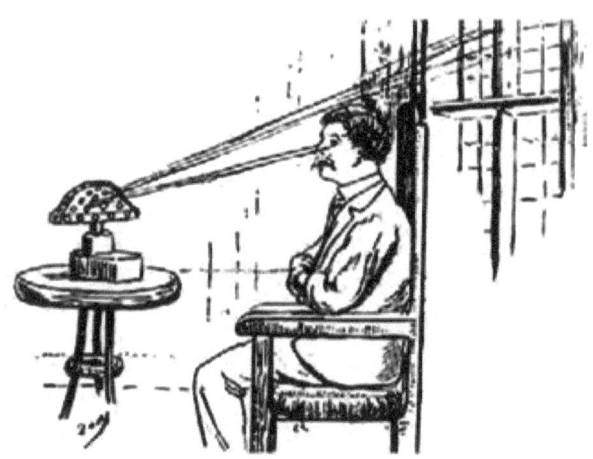

Le miroir rotatif du Dr Luys se compose (dernier modèle) d'une tête de bois recouverte d'une plaque nickelée et mise en marche par un mouvement d'horlogerie.

Le miroir donne d'excellents résultats à deux points de vue :

1. Pour produire l'hypnotisation chez les sujets difficiles.
2. Pour obtenir une action mécanique de la lumière sur les centres nerveux, une sorte de massage des cellules nerveuses par les vibrations lumineuses.

La Technique de ce miroir est des plus simples. On peut l'employer de deux façons, soit en plein jour, soit dans le cabinet noir.

1. En plein jour. On fait asseoir le sujet dans un fauteuil, la tête commodément appuyée sur le dossier. L'entrée de la lumière dans la chambre doit être placée derrière le fauteuil. On dispose alors le miroir devant le sujet

À 0,5 ou 1 mètre de distance environ de l'œil et de telle façon que le faisceau lumineux vienne éclairer les yeux à chaque tour du miroir.

On fait alors des séances de 5, 10 ou 15 minutes, suivant les cas.

2. Dans la chambre noire. On remplace la lumière du jour par un jet provenant d'une lampe munie d'un manchon.

Résultats thérapeutiques. — Quant aux résultats thérapeutiques obtenus par ce procédé, nous ne pouvons mieux faire que de rapporter le travail suivant que le savant Dr Lemoine, médecin des hôpitaux de Lille, a bien voulu nous autoriser à reproduire.

## De l'emploi des miroirs rotatifs dans la thérapeutique de l'hystérie par MM. Georges Lemoine et Paul Joire de Lille

Le traitement par le sommeil hypnotique et la suggestion tend à s'introduire de plus en plus dans la thérapeutique spéciale des maladies nerveuses. On en a obtenu des résultats si satisfaisants dans un grand nombre de cas bien déterminés que les préventions que ce procédé avait fait naître, dans l'esprit d'un certain nombre de malades, sont complètement tombées. Nous voyons ceux mêmes qui avaient soulevé le plus d'objections à la généralisation de ce procédé thérapeutique, mieux éclairés maintenant, y recourir eux-mêmes et l'accepter sans difficulté.

C'est principalement dans les troubles nerveux d'ordre moteur ou sensitif, qui sont sous la dépendance de l'état hystérique, que le sommeil hypnotique et la suggestion ont été, jusqu'ici, employés avec le plus de succès, tandis qu'au contre les troubles psychiques et les phénomènes neurasthéniques se sont presque toujours montrés rebelles à ce traitement. Nous avons observé récemment à l'hôpital de la Charité, de Lille, un certain nombre de malades, appartenant à la première catégorie, qui ont été traités avec succès par la méthode hypnotique et particulièrement par le sommeil obtenu au moyen des miroirs rotatifs.

Il ne faudrait pas croire que l'emploi de l'hypnotisme en thérapeutique soit de date absolument nouvelle. Alors que l'on n'avait pas encore étudié les différents phénomènes de l'hypnotisme, que l'on n'avait pas dissocié les différentes phases du sommeil qu'il provoque, et dont la connaissance permet maintenant de l'employer avec plus de facilité et, d'efficacité, on n'avait observé que le phénomène le plus simple, le sommeil ; et la première idée fut d'obtenir par ce moyen l'insensibilité des patients dans les opérations chirurgicales. Cela avait d'autant plus de raison d'être qu'à cette époque on ne connaissait pas encore l'anesthésie par l'éther et le chloroforme.

C'est d'abord à l'étranger que nous trouvons l'emploi de ce procédé. Un chirurgien du Bengale, le Dr Esdaile, relate 270 opérations pratiquées sans douleur pendant le sommeil hypnotique. En France, Azam à Bordeaux et quelques autres employèrent l'anesthésie hypnotique dans les opérations chirurgicales. Le Dr Guérineau, de Poitiers, signale le fait d'une amputation de cuisse pratiquée de cette façon. Mais bientôt la découverte de l'anesthésie par l'éther et le chloroforme fit oublier ce procédé, qui ne s'était du reste jamais généralisé à cause de la difficulté de le mettre en pratique.

À côté de l'emploi de l'hypnotisme par les chirurgiens, il convient de signaler les observations beaucoup plus récentes de l'emploi de l'hypnotisme pour l'anesthésie obstétricale.

M. Dumontpallier publia, en 1887, une observation très complète d'accouchement pendant le sommeil hypnotique[2]. Malheureusement, en France, les

---

[2] Communication à la Société médicale des hôpitaux. Séance

recherches ne furent pas poussées plus loin dans ce sens, ou les observations ne furent pas publiées, car c'est encore à l'étranger que nous devons aller chercher des travaux sur ce sujet, et c'est la clinique du docteur Karl Braun, de Vienne, qui fournit un certain nombre d'observations d'accouchement pendant la période léthargique.

Nous sommes beaucoup plus riches en observations d'affections nerveuses traitées avec succès par l'hypnotisme et la suggestion.

C'est surtout chez les hystériques que l'on trouve le plus souvent un emploi thérapeutique utile de l'hypnotisme, soit pour combattre les attaques convulsives de l'hystéro-épilepsie, soit pour faire disparaître les différentes manifestations de la grande névrose.

De nombreuses observations nous montrent les bons résultats que l'on peut en attendre dans le traitement des paralysies, des contractures, des névralgies hystériques. Les vomissements incoercibles, les insomnies, le mutisme hystérique ont été également traités avec succès par ce procédé.

Malgré les excellents résultats obtenus dans le traitement des maladies nerveuses par l'hypnotisme, il restait encore jusqu'ici de grands obstacles à la généralisation de cette méthode, et l'un des principaux était la difficulté d'appliquer ce procédé à tous les

---

du mars 1887.

individus. On ne pouvait le mettre en œuvre que chez des sujets doués d'une prédisposition naturelle particulière, ou soumis à un entraînement suffisant. Il s'agissait donc d'élargir le plus possible le cercle des individus hypnotisables, ou de faire apparaître chez des sujets, en apparence réfractaires, certaines aptitudes hypnotiques qu'ils possèdent plus ou moins à l'état latent.

C'est ce problème important que M. Luys a résolu par sa découverte du pouvoir des miroirs rotatifs qui produisent très facilement le sommeil hypnotique en agissant tout à la fois par leur éclat des plus brillants et par leur mouvement régulier et continu.

Les avantages de ce procédé sont assez considérables ; nous allons les passer rapidement en revue.

Malgré l'extension qu'a prise, depuis quelques années, la pratique de l'hypnotisme, malgré la lumière qui a été faite sur cette branche de la physiologie pathologique et qui l'a dégagée des obscurités qui l'entouraient, tous ceux qui s'occupent de neuropathologie ont pu constater qu'il existe encore parfois dans le public certaines appréhensions lorsqu'il s'agit de soumettre un malade à un traitement de ce genre.

Par l'emploi des miroirs, toutes ces appréhensions mal fondées tombent d'elles-mêmes. Ici, en effet, on ne peut plus objecter la moindre apparence d'une intervention active de la part de l'opérateur. Le malade est mis en présence de l'appareil mécanique, comme il serait mis en communication avec les fils d'un appareil électrique. Le miroir agit sur les centres cérébraux du patient, comme le courant de la pile agit sur ses fibres musculaires. Il accepte la seconde, il peut donc bien accepter la première ; d'autant plus que l'appareil n'est pas effrayant et que son action s'exerce tout à fait en dehors de l'opérateur.

Il nous a toujours été très facile de faire accepter l'emploi du sommeil hypnotique par les malades les plus prévenus contre lui, et à l'avenir cette pratique ne pourra que se généraliser.

Quand il s'agissait d'endormir un malade par la méthode de Braid ou par tout autre procédé, les premières séances d'hypnotisation demandaient une perte de temps considérable ; imposaient au médecin une fatigue et une attention soutenue, toujours plus ou moins pénible[3]. Un certain nombre de sujets n'étaient qu'à moitié dociles, et se laissaient distraire ou opposaient une résistance plus ou moins consciente aux efforts tentés pour les endormir. Il fallait donc, à chaque instant, recommencer, varier les procédés employés pour fixer l'attention et soutenir la bonne volonté et la confiance du patient. Si avec cela on avait affaire à des personnes peu sensibles à

---

[3] M. Luys a renoncé aux appareils à deux ailettes et se sert de préférence du miroir rotatif à une seule tête complètement recouvert d'une plaque de nickelé.

l'action des agents hypnotiques, il fallait commencer par se livrer à de longues séances d'entraînement, pendant lesquelles le traitement proprement dit ne paraissait pas faire un pas. Il arrivait parfois que le malade perdant patience mettait moins de bonne volonté à se soumettre à ce qu'on exigeait de lui ; la confiance qu'il avait dans le succès s'affaiblissait et il finissait par abandonner le traitement, au moment ou il allait en retirer tout le profit.

Enfin, il est des malades qui présentent une difficulté très grande à être endormis, comme quand il s'agit, par exemple, de ces sujets que certains médecins seront tentés d'abandonner comme non hypnotisables, parce qu'ils n'auront présenté aucune sensibilité aux procédés hypnotiques ordinaires après plusieurs tentatives infructueuses. Ils sont cependant hypnotisables pour la plupart, mais cette faculté demeure chez eux à l'état latent : et il est nécessaire d'employer des procédés à la fois plus délicats, plus sensibles et plus énergiques pour la faire apparaître.

On sait aussi la difficulté que l'on éprouve à endormir certaines hystériques, à cause de leur grande mobilité et de leur peu de bonne volonté.

C'est à cause de toutes ces considérations que nous trouvons que l'emploi des miroirs rotatifs, pour provoquer l'hypnotisme thérapeutique, est un progrès d'un grand intérêt pratique et présente une supériorité incontestable sur tous les autres procédés. Les quelques observations que nous allons donner à l'appui de cette opinion montreront de plus les résultats remarquables auxquels on peut arriver dans les cas les plus variés.

Est-ce à dire pour cela qu'il faudra employer exclusivement les miroirs chaque fois que l'on aura à provoquer l'hypnotisme. Évidemment non, c'est surtout dans les premières séances et pour obtenir un certain entraînement que leur emploi est avantageux dans beaucoup de cas. Plus tard, dans la suite du traitement, il sera quelquefois plus commode même et plus rapide d'employer un autre mode d'hypnotisation. Enfin, l'emploi exclusif des miroirs se trouve indiqué chez certains sujets et dans quelques cas que l'habitude et l'expérience acquise permettront de discerner.

L'appareil que nous avons employé dans les cas dont nous donnons ici l'observation est celui qui a été fait sur les indications de M. Luys et qui porte son nom. Il se compose d'une boîte renfermant un mouvement d'horlogerie destiné à mettre en rotation deux ailettes placées à la partie supérieure de l'appareil. Ces ailettes sont formées de pièces de bois présentant plusieurs courbures dans le sens de la longueur et dont les faces latérales sont obliques en haut. Sur ces faces sont appliqués, de distance en distance, et d'une façon assez régulière de petits morceaux de verre de couleur taillés à facettes et quelques petites plaques rectangulaires de verre garni de tain. Le tout est incrusté dans le bois des ailes et prend, sous l'inclinaison des rayons lumineux et par le mouvement de rotation, un éclat remarquable.

Les deux ailettes tournent en sens inverse et l'appareil d'horlogerie peut leur fournir un mouvement d'une durée de 30 minutes environ.

On fait asseoir le malade dans un fauteuil où il puisse se trouver commodément et appuyer la tête sans trop se renverser en arrière, et l'on place devant lui le miroir en mouvement à 60 centimètres environ, et un peu plus bas que la ligne des yeux, de façon que le regard tombe naturellement sur les points brillants.

Le regard est d'abord captivé par les rayons lumineux projetés par les ailes du miroir; puis, peu à peu, et au bout d'un temps essentiellement variable suivant les sujets, il se produit une sorte de fascination, les paupières se fatiguent, se rapprochent insensiblement et se ferment, la tête se renverse en arrière et le sujet dort d'un sommeil qui paraît le sommeil naturel, mais qui est réellement un état de petit hypnotisme.

Dans d'autres cas, chez des sujets plus prédisposés, pendant l'état de fascination, il se produit une secousse légère causée par la contraction brusque d'un muscle ou d'un groupe de muscles et le sujet tombe profondément endormi en faisant quelques inspirations profondes. Il est alors profondément insensible, dans la résolution complète, complètement anesthésique, et de plus, apte à recevoir les suggestions et à les exécuter. Il est en état de grand hypnotisme.

## Observation I

Tremblement hystérique simulant la paralysie agitante, datant de vingt et un ans, guéri en six fours par le traitement hypnotique au moyen des miroirs rotatifs.

Pierre V., âgé de 58 ans, entre à l'hôpital de la Charité de Lille, le 4 juin 1891. Cet homme est marié et exerce la profession de tisserand. Il entre à l'hôpital pour de violentes douleurs de tête et de la toux ; il a les membres du côté droit agités d'un tremblement continuel. Ce malade, qui n'est âgé que de 57 ans, a absolument l'aspect d'un vieillard. Pas d'antécédents héréditaires.

Personnellement, à part la syphilis qu'il aurait contractée en Afrique, cet homme s'est toujours très bien porté jusqu'en 1870. À cette époque, pendant la guerre, à la suite d'un combat dans lequel il fut fait prisonnier, il éprouva une grande émotion. Quinze jours après il commença à trembler du bras droit.

Ce tremblement, d'abord léger, s'est accentué peu à peu et a toujours persisté. Bientôt le membre inférieur droit participa à un tremblement qui s'étendit à tout le côté correspondant.

Depuis quelques années, le tremblement s'est limité au membre supérieur, laissant presque indemne le reste du corps.

Il a toujours été grand consommateur d'alcool, sous forme d'absinthe en Afrique, de genièvre dans le Nord.

Il y a quatre mois, il a commencé à tousser. À la même époque, il fut pris de violentes douleurs de tête. Il a beaucoup maigri ; pas d'hémoptysies, ni de sueurs nocturnes, ni de points de côté.

État actuel. — L'appétit n'est pas bon, mais la digestion n'est pas difficile. Jamais de vomissements. Tendance à la constipation. Le malade tousse beaucoup ; l'expectoration, relativement peu abondante, ne présente rien de spécial. L'examen des organes respiratoires permet de constater des signes d'emphysème pulmonaire et de bronchite aiguë.

Au cœur rien d'anormal. Les artères sont athéromateuses. Le foie est gros.

Le malade se plaint de céphalées violentes. Toute la région du sommet de la tête est douloureuse, sans qu'il existe de points ou la douleur soit plus aiguë.

Pas d'hyperesthésie épineuse.

Le réflexe pharyngien est conservé. Le réflexe cornéen paraît un peu diminué. Le champ visuel est légèrement rétréci. Il déclare que depuis quelque temps sa vue baisse.

Au point de vue de la sensibilité, on trouve des plaques d'anesthésie sur le membre supérieur droit, au milieu de l'avant-bras et à la face antérieure du bras. Une autre à la partie droite du front.

Sur le reste du corps la sensibilité est normale.

Les masses musculaires des membres sont douloureuses.

Dans la marche, qui est assez bonne, le malade traîne un peu les pieds. Il tourne avec une certaine difficulté, se tient bien dans la station debout, les yeux ouverts ou fermés. On remarque quelques mouvements fibrillaires des muscles du mollet.

La langue est animée de mouvements fibrillaires.

Le bras droit est agité de tremblements marqués, presque rythmés, qui persistent à l'état de repos et qui s'accentuent quand le malade veut faire un mouvement.

La main gauche tremble un peu. Le membre supérieur gauche, à l'état de repos, est secoué d'un mouvement assez marqué, rythmé, qui s'accentue dans les gestes voulus. La direction générale d'un mouvement commandé est bien conservée, mais le malade n'arrive au but qu'après un certain nombre d'oscillations qui grandissent peu à peu à mesure que la main approche du but.

Les oscillations persistent au repos.

Le 22 juin, 9 heures du matin, le malade est placé

devant le miroir rotatif en mouvement, et, sans lui faire aucune suggestion, on le laisse ainsi 30 minutes en présence du miroir.

Il est dans une sorte d'état de fascination ; les yeux ouverts, fixes, dirigés sur les surfaces rayonnantes. Cet état appartient au petit hypnotisme.

Au bout d'une demi-heure, on lui fait la suggestion de dormir. Ses yeux se ferment doucement et il se trouve dans un état qui confine à la phase somnambulique du sommeil hypnotique.

Pendant ce temps, on lui fait à plusieurs reprises la suggestion de ne plus trembler, de se trouver bien et de n'éprouver aucune fatigue au réveil. Au bout de dix minutes, on l'éveille par simple suggestion verbale.

Pendant cette première séance le malade a donc été soumis à trente minutes de simple fascination par le miroir rotatif ; puis pendant dix minutes, à un sommeil plus profond, pendant lequel on a employé la suggestion ; en tout quarante minutes d'hypnotisation.

À son réveil, le malade déclare se trouver bien. Les mains et les bras ne tremblent plus du tout au repos. Dans les mouvements il y a encore un léger tremblement, mais qui n'est en aucune façon comparable à celui qui existait il y a une heure. On lui présente un doigt qu'il arrive à saisir d'une main comme de l'autre, sans hésitation et presque sans trembler. Pour sortir de la salle, il saisit le bouton de la porte avec une précision qui est remarquée par toutes les personnes présentes.

Rentré dans la salle, il ne tremble presque plus le reste de la journée, mais il se plaint toujours du mal de tête dont il est tourmenté depuis plusieurs semaines.

Le lendemain matin, 23 juin, nouvelle séance d'hypnotisation avec le miroir rotatif. On lui suggère le sommeil au bout de quelques minutes ; il s'endort avec la même docilité et plus profondément. On lui fait à plusieurs reprises la suggestion de ne plus trembler du tout et on y ajoute celle de ne plus souffrir de la tête.

Au réveil il ne tremble plus et déclare ne plus avoir mal à la tête. Désormais sa guérison est assurée, et telle qu'il peut maintenant manger comme tout le monde son potage qu'il lui était impossible autrefois de prendre à la cuillère. De même il boit facilement d'une seule main, alors qu'il y a deux jours, il devait employer toutes sortes de précautions pour porter à la bouche son verre demi-plein.

Le lendemain et le jour suivant, 24 et 25 juin, nouvelle hypnotisation pour confirmer la guérison, qui du reste s'est maintenue complètement.

Le 27, le malade sort de l'hôpital, enchanté et ne regrettant qu'une chose, c'est d'avoir souffert pendant vingt et un ans d'une infirmité qui pouvait être guérie en trois jours.

## Observation II

Hyperesthésie de tout le côté gauche, datant de six mois; névralgie du côté gauche de la tête et surdité datant de douze ans; guérison par l'emploi du miroir rotatif et la suggestion.

Le sujet de la seconde observation est une femme nommée Sophie M., âgée de 63 ans. Cette femme exerce la profession de ménagère; elle a été mariée quelques années seulement; son mari est mort de tuberculose pulmonaire. Elle a eu trois enfants dont deux sont morts en naissant.

Elle est entrée à l'hôpital le 14 mai 1891 parce qu'elle éprouvait des douleurs dans la poitrine et dans tout le côté gauche du corps.

Son père et sa mère sont morts dans un âge avancé.

La malade n'a jamais été très robuste.

C'est surtout depuis une quinzaine d'années qu'elle a commencé à être plus souffrante.

Elle tousse quelquefois, mais n'expectore pas; elle n'a jamais eu d'hémoptysies.

L'appétit est nul, il y a de la constipation. L'amaigrissement est considérable. On note des sueurs nocturnes et des points de côté.

Sa respiration est un peu haletante et rapide.

L'examen de la poitrine, sur lequel nous n'insisterons pas, révèle les signes d'une tuberculose au début.

Le cœur bat rapidement et fortement ; il n'existe pas de bruit anormal.

Notons seulement que, pendant l'examen de la poitrine, on a observé que tout le côté gauche est excessivement douloureux à la percussion.

Il existe chez cette malade une hyperesthésie considérable de tout le côté gauche, au point que la moindre pression, le moindre contact du bout du doigt sur le bras gauche ou sur un point quelconque du côté gauche du corps, lui fait faire un mouvement involontaire et presque pousser un cri. Elle a un soubresaut et se retire vivement, affirmant qu'on lui fait mal.

Cette hyperesthésie date de six mois.

Depuis douze ans, la tête est le siège de violentes névralgies, plus prononcées à gauche, mais existant aussi à droite.

Des points névralgiques existent aussi sur le côté gauche du tronc.

Enfin, au membre inférieur gauche, on trouve quelques points de sciatique : point d'émergences point ischio trochantérien, point malléolaire.

Depuis une douzaine d'années qu'elle souffre de douleurs névralgiques dans la tête, l'ouïe a diminué considérablement du côté gauche. Il faut élever notablement la voix pour se faire entendre. La montre n'est pas entendue, même à une distance de quelques centimètres de l'oreille gauche.

Le réflexe cornéen et le réflexe pharyngien sont presque nuls.

Le 25 juin, 9 heures du matin, cette malade est amenée pour être endormie et placée devant le miroir rotatif en mouvement.

Elle se laisse faire sans résistance et montre une grande passivité. Au bout de 7 minutes, on lui fait l'injonction de dormir ; ses yeux se ferment, elle dort, elle est en état de petit hypnotisme.

La suggestion de ne plus avoir de sensibilité exagérée du côté gauche lui est faite à trois ou quatre reprises. Pour mieux marquer la suggestion, il lui est prescrit de sentir un peu moins du côté gauche que du côté droit, et il lui est dit qu'on pourra la toucher, pincer et piquer à gauche, qu'elle sentira un peu moins qu'à droite.

En raison de la facilité avec laquelle on peut l'endormir, on lui fait de suite la suggestion de ne pas se laisser endormir sans permission.

Au bout de cinq minutes on l'éveille par suggestion verbale. Aussitôt éveillée, afin d'éprouver, avant même de lui parler et qu'elle ait pu s'en rendre compte, l'effet de la suggestion, on la saisit assez vigoureusement par le bras gauche. Elle ne témoigne aucune douleur, alors que tout à l'heure, en la touchant du bout du doigt seulement, elle criait et se retirait.

Interrogée, elle déclare ne plus avoir de sensibilité douloureuse du côté gauche.

Retournée dans la salle, on s'assure qu'elle est bien guérie en lui touchant plus ou moins fort différents points du côté gauche, en la pinçant, en la piquant ; elle n'accuse aucune sensibilité exagérée. On peut même constater que le bras droit est actuellement plus sensible que le bras gauche.

Il est à noter qu'elle ne croyait pas du tout à la possibilité de sa guérison, et que sa physionomie exprime un étonnement non équivoque et passablement comique en voyant le changement subit qui s'est opéré en elle.

Le 29 juin, on fait revenir de nouveau la malade pour l'endormir.

L'on constate que la sensibilité est restée normale du côté gauche, toute trace d'hyperesthésie a disparu.

La malade déclare de plus que, depuis la première séance d'hypnotisation, l'appétit lui est revenu, elle mange beaucoup mieux qu'autrefois.

Elle se plaint toujours des névralgies qui depuis douze ans occupent principalement tout le côté gauche de la tête, et demande qu'on l'en guérisse.

Dans la première hypnotisation, en effet, la suggestion avait visé seulement l'hyperesthésie du côté gauche du corps.

On constate de nouveau, avant de l'endormir, que la névralgie est accompagnée de surdité de l'oreille gauche. Elle n'entend pas la montre à cinq centimètres.

On la place devant le miroir rotatif et, au bout de quelques minutes, on lui fait la suggestion de dormir.

Pendant le sommeil et à plusieurs reprises, on lui fait les suggestions de conserver une sensibilité normale dans tout le côté gauche du corps, de ne plus souffrir de névralgies du côté gauche de la tête, enfin d'entendre de l'oreille gauche.

La malade est éveillée par suggestion verbale. Elle déclare se trouver bien, ne plus avoir de douleurs de tête.

On lui fait alors boucher l'oreille droite avec la main, et l'on constate qu'elle entend la voix basse à trois mètres de distance. La montre est entendue à un mètre.

Le 30 juin, la malade se plaint maintenant de souffrir du côté droit de la tête. Ce n'est pas un transfert qui s'est produit, car il faut se rappeler que la malade souffrait de toute la tête, mais principalement du côté gauche. La douleur du côté gauche ayant disparu, elle sent davantage les névralgies du côté droit. La surdité est revenue pendant la nuit. Endormie comme la veille et soumise aux mêmes suggestions, elle déclare au réveil ne plus avoir de douleurs et l'on constate qu'elle entend de nouveau la voix et la montre.

Le 1<sup>er</sup> juillet, la malade se déclare beaucoup mieux ; elle n'a que peu de douleurs dans le côté gauche de la tête. On constate, avant de l'endormir qu'elle entend encore la montre à un mètre de distance de l'oreille gauche.

La malade est endormie par le procédé habituel et on lui suggère de ne plus souffrir de la tête et de continuer à entendre.

À partir de cette époque la guérison s'est maintenue complètement. La malade fut encore conservée un certain temps en observation, et sortit de l'hôpital quand on eut constaté que sa guérison était définitive.

## Observation III

Paraplégie hystérique en une seule séance de sommeil provoqué au moyen du miroir rotatif.

La malade est une femme nommée Marie F., âgée de 24 ans, exerçant la profession de ménagère.

Cette femme est entrée à l'hôpital pour des douleurs dans les jambes et une paralysie qui l'empêche absolument de marcher et de se tenir debout.

Son père vit encore, il est de tempérament nerveux.

Sa mère, qui vit également, a eu des attaques de nerf dans sa jeunesse.

La malade n'a rien présenté de particulier dans son enfance. Elle a été réglée à l'âge de douze ans. Réglée irrégulièrement, elle avait de la leucorrhée.

À quinze ans, elle eut une attaque de rhumatisme et souffrit de douleurs articulaires pendant un an et demi.

Elle s'est mariée à l'âge de 18 ans et fut environ six ans sans avoir d'enfant. Elle a maintenant 24 ans, et, seulement au mois de décembre dernier, elle eut un enfant qui est mort très jeune.

À part son rhumatisme qu'elle eut à 15 ans, sa santé générale a toujours été bonne ; mais elle est sujette à des malaises nerveux. Très impressionnable, elle est prise de tremblement à la moindre contrariété. Elle éprouve parfois la contracture pharyngienne avec étouffement, qui lui donne la sensation de la boule hystérique. Elle est sujette à des maux de tête et, parfois, à des tremblements sans cause.

Le 19 juin, dans la nuit, elle eut des accidents gastriques, vomissements et diarrhée qu'on peut rapporter à une indigestion.

En même temps, il se déclara des douleurs dans les jambes, qui persistèrent après les troubles gastriques, et furent assez intenses pour lui rendre, dès ce moment, la marche impossible.

Cet état ne s'améliorant pas les jours suivants, on l'a conduit le 23 juin à l'hôpital.

L'examen des différents organes ne révèle rien de notable.

Les réflexes cornéen et pharyngien sont abolis.

Le champ visuel ne paraît pas rétréci.

Il n'y pas de clou hystérique, ni d'hyperesthésie épineuse.

On trouve des zones de diminution de la sensibilité.

Les ovaires sont peu douloureux.

Il y a de l'hyperesthésie aux cuisses.

Le 25 à 9 heures du matin, la malade est amenée et placée devant le miroir rotatif.

Pour la faire venir de la salle où se trouve son lit et lui faire traverser les salles intermédiaires, plusieurs infirmières sont obligées de la soutenir et presque de la porter, car, malgré leur aide, elle chancelle à chaque pas et n'avance qu'avec la plus grande difficulté.

Placée devant le miroir rotatif en mouvement, au bout de cinq minutes à peine, elle a un soubresaut et tombe profondément endormie. Cette malade n'est pas restée longtemps, comme les autres, en état de petit hypnotisme pour n'arriver que progressivement à un sommeil plus profond. Le mouvement convulsif que nous avons constaté chez elle, alors qu'elle se trouvait déjà en état de fascination et de petit hypnotisme, a marqué l'instant précis où elle est entrée dans la période de grand hypnotisme. Du reste, nous pouvons constater que l'on obtient chez elle, par les procédés ordinaires, la rigidité et l'hyperexcitabilité neuromusculaire caractéristiques de l'état de grand hypnotisme.

Pendant le sommeil, on lui fait trois ou quatre fois la suggestion de ne plus souffrir des jambes et de marcher facilement.

La suggestion de ne se laisser endormir par aucune autre personne étrangère, non désignée pour le faire, ni par aucun objet, lui est faite aussi et renouvelée plusieurs fois, en raison de sa facilité à tomber en grand hypnotisme. Au bout de cinq minutes on l'éveille par simple suggestion verbale.

Elle paraît un peu étonnée, puis, sur l'invitation qui lui en est faite, elle se lève très facilement, affirme qu'elle ne souffre plus, et regagne seule son lit, d'un pas ferme, au grand étonnement de tous ceux qui l'ont vue tout à l'heure passer, soutenue avec peine par plusieurs personnes.

Toute la journée elle marche facilement et sans douleur, elle descend au jardin et se promène, ce qu'elle n'avait pu faire depuis son entrée à l'hôpital.

Le 26 au matin on lui dit de revenir se faire endormir de nouveau.

Elle se lève seule sans difficulté, marche seule et vient sans avoir besoin de s'appuyer en route.

Placée devant le miroir elle s'endort comme la veille, présentant toujours un mouvement convulsif au moment où elle passe en état de grand hypnotisme, au bout de quatre minutes.

Les mêmes suggestions que la veille lui sont répétées, mais de plus on la laisse dormir une demi-heure.

Les deux jours suivants on ne l'endort pas, la guérison se maintient complète, elle marche toujours sans difficulté et se promène comme tout le monde. Le 29 juin, on la rappelle pour l'endormir de nouveau. Elle se plaint d'un point névralgique dans la région droite du front depuis la veille. La pression au niveau du nerf sous-orbitaire est très douloureuse.

On l'endort, toujours par le même procédé, et, au réveil, non seulement elle affirme qu'elle ne souffre plus, mais il est facile de constater que le point sous-orbitaire, tout à l'heure si douloureux à la pression, est maintenant tout à fait insensible.

Cette malade a été suivie pendant un certain temps et revue plusieurs mois après ; sa guérison s'est maintenue complète comme à sa sortie de l'hôpital ; elle est définitive.

## Observation IV

Hystérie, névralgie sciatique et parésie du membre inférieur droit. Guérison par l'emploi du miroir hypnotique.

La malade, qui fait le sujet de cette observation, entre à l'hôpital le 15 mars 1892 pour des douleurs dans la jambe droite et une grande difficulté pour la marche.

Son père et sa mère sont vivants et bien portants.

La malade est âgée de 25 ans, exerce la profession de ménagère, elle a eu trois enfants et a fait deux fausses couches, la dernière au mois de décembre.

Elle fait remonter le commencement de ses douleurs à la naissance de son dernier enfant vivant, c'est-à-dire, il y a environ deux ans. Ces douleurs siègent dans le membre inférieur droit.

La malade a la sensation de la boule hystérique. On constate l'abolition du réflexe pharyngien et le réflexe cornéen. La pression est douloureuse au niveau des ovaires.

Les douleurs au niveau des jambes sont intermittentes, surviennent ordinairement pendant la nuit, sans prodromes particuliers, si ce n'est un peu de lassitude

Elle a de la parésie de la jambe droite, accompagnée de névralgie le long du sciatique ; elle présente les points douloureux ischiatique, fessier, poplité, péronnier. On constate des zones d'anesthésie très étendues à la jambe et quelques-unes à la jambe droite.

Quelques troubles digestifs, gastralgie. La malade a

des céphalalgies intenses et fréquentes ; elle présente également le phénomène du clou hystérique.

Elle présente des troubles de la vue consistant en amblyopie.

Pas de rétrécissement du champ visuel, pas de troubles de l'ouïe. Elle a, par contre, de l'anosmie mais a conservé ses sensations gustatives.

Réflexe plantaire conservé à droite, aboli à gauche. Les deux réflexes rotuliens sont un peu exagérés, pas de trépidation épileptoïde.

Cette malade fut soumise au traitement hypnotique au moyen du miroir rotatif. Dès la première séance les douleurs disparurent, et après quelques jours, pendant lesquels elle était soumise tous les matins à une hypnotisation méthodique, elle put marcher assez facilement.

Un matin, comme elle s'était plaint de la faiblesse de sa vue qui ne lui permettait pas de distinguer de grosses lettres à une faible distance, la suggestion lui fut faite immédiatement de voir de loin et de pouvoir lire les lettres les plus fines. Cette suggestion fut renouvelée le lendemain et depuis sa vue fut suffisante pour lui permettre de lire et de travailler.

### Observation V

Hémichorée hystérique.

La femme C. F., âgée de 46 ans, exerçant la profession de ménagère, se présente à notre consultation externe des maladies nerveuses le 6 avril, pour de la difficulté de la marche, due à des mouvements involontaires et incoordonnés du membre inférieur gauche.

À cause de la difficulté de marcher, même soutenue par une autre personne, nous la faisons entrer à l'hôpital pour suivre régulièrement son traitement.

Son père est mort d'une attaque d'apoplexie. Sa mère est vivante et bien portante, quoique très nerveuse. Elle ne connaît aucun membre de sa famille qui ait présenté des troubles analogues. Elle a eu un seul enfant, qui est mort en bas âge de convulsions ?

La malade a eu la rougeole vers l'âge de cinq ans ; aucune autre affection dans le jeune âge.

Réglée à l'âge de quinze ans, elle l'a toujours très bien été depuis. Elle s'est mariée à 35 ans.

Elle affirme ne pas avoir eu la syphilis et on ne trouve d'ailleurs aucune trace de cette affection. Malgré ses dénégations, il y a lieu de penser qu'elle avait des habitudes alcooliques. Elle présente en effet un faciès qui se rapproche beaucoup de celui des éthyliques. La figure est hébétée, sans expression, les lèvres épaisses, le nez rouge.

Il y a environ deux ans, elle s'est aperçue que sa vue baissait, les objets lui paraissaient enveloppés d'un brouillard ; peu à peu elle ne put se livrer aux travaux qui exigeaient une attention soutenue. Ces troubles de la vue augmentèrent progressivement, mais ne furent accompagnés d'aucun autre accident.

Il y a environ trois mois, elle vint dans le service et on lui trouva alors, outre une gale qui était la cause de son entrée, des signes d'alcoolisme et quelques stigmates hystériques.

Le 5 mars dernier, elle fut prise d'une façon subite de mouvements désordonnés et involontaires dans tout le côté gauche du corps. Le membre inférieur, le bras, la face étaient le siège de mouvements sans but déterminé ; la face grimaçait, la bouche était déviée vers la gauche.

Elle entra alors dans le service de M. le professeur Wannebroucq où elle demeura quinze jours. Elle nous dit qu'on lui fit alors de la suggestion, qu'on lui fit prendre des bains et qu'à la suite de ce traitement le membre supérieur fut guéri.

À son entrée dans le service, on constate que le membre inférieur gauche est agité de mouvements presque continus. Ces mouvements consistent soit en flexion ou en extension du pied sur la jambe, de la jambe sur la cuisse, soit en rotation de la jambe de dedans en dehors, soit en torsion du pied sur la jambe.

Ces mouvements augmentent dès qu'on approche de la malade ou dès qu'elle est émotionnée. Le membre supérieur est encore lui-même le siège de quelques petits mouvements, particulièrement vers l'épaule.

Les réflexes rotuliens sont légèrement diminués, le réflexe pharyngien n'est pas aboli. À l'examen de la sensibilité, on constate de l'hypérestbésie sur les membres gauches, pas de plaques d'anesthésie. Il existe de l'hypéresthésie épineuse, les ovaires sont sensibles à la pression.

Cette malade est soumise au traitement hypnotique au moyen du miroir rotatif. Elle ne dépasse pas la période de petit hypnotisme ; cependant, dès la première séance, les mouvements du membre inférieur droit deviennent beaucoup moins fréquents et moins violents. Elle peut déjà, à la suite de cette séance, se lever sans aide et retourner seule à son lit ; quoique la jambe ait encore des mouvements involontaires, elle est devenue plus ferme et la marche est possible.

Les jours suivants, soumise toujours exclusivement au même traitement, l'amélioration s'accentue de plus en plus et dans la journée elle peut monter et descendre et se promener seule.

Après les quatre premières séances quotidiennes, on lui fait une suggestion dont l'effet doit durer quatre jours, pendant lesquels on ne l'endort pas et la guérison se maintient.

Après cette période on la fait revenir de nouveau

tous les matins pendant quelques jours pour l'endormir et lui suggérer la guérison complète que l'on peut considérer alors comme définitive.

## Observation VI

Hystérie, alcoolisme, aliénation mentale ; amélioration par l'emploi de l'hypnotisme au moyen du miroir rotatif.

Nous ne donnerons qu'en résumé cette observation.

La dame D. est âgée de 29 ans, son père est mort de pneumonie, sa mère, qui vit encore, a été enfermée pendant un an dans une maison de santé. Une sœur de la malade est considérée comme aliénée.

Mariée depuis cinq ans, la malade n'a jamais eu d'enfants ; menstruation difficile et irrégulière, troubles dyspeptiques fréquents. La malade, de son propre aveu confirmé par les renseignements de ceux qui l'entourent, a un penchant irrésistible pour les boissons alcooliques.

Nous avons à plusieurs reprises constaté chez elle des crises de grande hystérie, position en arc de cercle, état cataleptique, etc., ce qui nous dispense d'insister sur les troubles de la sensibilité qui existent chez elle.

À l'époque où nous entreprenons de la traiter par l'hypnotisme et le miroir rotatif elle est aliénée persécutrice ; et voici le résumé des particularités intéressantes qui signalèrent son traitement. La malade se plaignait tout d'abord d'insomnies rebelles, qui furent combattues avec succès en lui suggérant de s'endormir à heure fixe et de dormir un nombre d'heures déterminés.

Nous avons dit que la malade avait un penchant irrésistible pour les boissons alcooliques, ses parents nous prévinrent que, malgré toutes les précautions prises autour d'elle, elle se procurait du vin et des liqueurs. Nous affirmâmes à ses parents que l'on pourrait désormais laisser à sa portée les liquides alcooliques, et en effet, la suggestion de ne laisser boire que de l'eau fit plus d'effet que les moyens employés jusqu'alors.

Plus tard elle était tourmentée le soir et quelquefois dans la journée par des visions terrifiantes, des hallucinations dans lesquelles elle voyait des montres ou des animaux ; il fut encore facile par la suggestion de faire disparaître ce symptôme.

Enfin cette malade nous permit de démontrer combien il est facile d'éviter le prétendu danger que ferait courir aux malades l'entraînement hypnotique en les exposant à s'hypnotiser seuls devant un objet brillant ou à être hypnotisés par une personne quelconque.

En effet, suivant la règle dont on ne doit jamais se départir dans ces cas, il avait été suggéré à plusieurs reprises à cette malade qu'aucune autre personne ne pourrait l'endormir. Plusieurs mois après, comme elle se trouvait à la campagne, on fit appeler un médecin voisin qui songea aussi à combattre ses insomnies par l'hypnotisme, mais il fut obligé d'y renoncer après un grand nombre de tentatives vaines pour l'endormir. Ce fait nous fut raconté plus tard par la malade elle-même qui, oubliant à l'état de veille les suggestions qui lui avaient été faites, ignorait pourquoi on n'avait pu l'endormir ; et ses parents nous en confirmèrent l'exactitude.

Inutile d'ajouter que nous l'avons depuis hypnotisée aussi facilement qu'autrefois, constatant ainsi que la suggestion était la seule cause qui l'avait empêchée d'être endormie par une autre personne.

### Observation VII

Surdi-mutité hystérique avec paraplégie, guérison par les miroirs rotatifs.

Le malade est un homme de 40 ans qui entre à l'hôpital atteint de surdité et de mutisme absolus avec paraplégie. Son père est mort de tuberculose pulmonaire ; il était dit-il, très nerveux. Sa mère vit encore, serait également nerveuse, mais sans qu'il puisse dire si elle a jamais eu de crises. Il a un frère et une sœur très irritables, très impressionnables, ils pleurent facilement, mais n'ont jamais eu de crises.

Dans les antécédents morbides du malade on ne relève qu'une pleurésie.

Il a eu, dit-il, beaucoup de chagrins, a ressenti une profonde douleur de la perte d'une personne qu'il aimait.

Il est marié et a 4 enfants ; il est sans cesse inquiet, se tourmentant beaucoup sur le sort de sa famille. Dans ces moments d'inquiétude, il ressent une profonde constriction à la gorge, au creux de l'estomac ; il sent, dit-il, son cœur se glacer.

Il y a huit ans, à la suite d'une vive douleur morale, il eut pour la première fois une grande crise ; il ressentit une violente céphalalgie occupant le front et l'occiput ; ces céphalalgies reviennent encore aujourd'hui par intermittence. Il éprouvait en même temps des douleurs très vives à l'épigastre, avec sensation de boule remontant jusqu'au pharynx et sensation de froid dans la région précordiale. Il tomba lourdement à terre et resta sans connaissance, entendant, dit-il, des bourdonnements, mais ne percevant pas ce qu'on disait autour de lui.

Ces crises se répétèrent quatre ou cinq fois par an, pendant deux ou trois ans, présentant à peu près les mêmes symptômes ; il ne les prévoyait pas. Puis tout se calma peu à peu et les crises ne se reproduisirent plus, mais le malade resta fort irritable, se fâchant malgré lui à la moindre occasion, riant ou pleurant pour un motif futile.

Le 23 avril, il eut une discussion au sujet de sa paye ; se croyant frustré dans ses droits, songeant à sa femme et à ses enfants, il entra dans une violente colère, et l'intention lui vint un moment de s'armer pour se venger de celui qu'il croyait l'avoir frustré ; pensée dont il rougit aujourd'hui. Il rentre chez lui en proie à de violentes douleurs dans la tête, et dans l'épigastre ; percevant toujours vers la région précordiale, la même sensation de froid sur laquelle il insiste.

Toute la journée suivante, qui est un dimanche, il reste sombre, ne voulant voir personne ; il a des frissons, il tremble ; il lui semble qu'il va devenir fou ; il refuse toute nourriture.

Le lundi matin il retourne travailler ; mais il se sent, dit-il, tout drôle. À 9 heures, il abandonne son travail, poursuivi par une idée de persécution, il s'imagine qu'on veut faire mourir sa famille de faim. Arrivé chez lui, il se couche, mais bientôt il se sent pris de si violentes douleurs dans tout le côté gauche qu'il fait chercher un médecin qui ordonne un vésicatoire. Le vésicatoire posé, le malade se lève, mais il tombe lourdement à terre comme une masse. Cela se passait vers 11 heures ; il reste ainsi, absolument étranger à tout ce qui se faisait autour de lui, jusqu'à une heure et demie. Quand il revint à lui il était sourd et muet. C'est alors qu'on l'apporte à l'hôpital ; il fut encore au moins une heure l'œil hagard, essayant d'articuler des mots qu'il ne pouvait prononcer.

Le soir, sa température s'éleva. Le lendemain matin la température était tombée à la normale. C'est alors qu'on put l'examiner.

L'intelligence est intacte ; il répond très bien par écrit ; on répète à dessein les mêmes questions sous plusieurs formes, il ne se contredit pas. La mémoire a conservé son intégrité.

Organes des sens. — Le goût et l'odorat sont intacts. Le sens de la vue n'est pas troublé. Le champ visuel n'est pas rétréci ; il distingue les couleurs.

L'ouïe et la parole sont complètement abolis. On remarque que l'oreille externe est complètement insensible au chatouillement ; on peut introduire impunément un morceau de papier jusqu'au tympan.

Le malade ne perçoit absolument aucun son, quelle que soit l'intensité du bruit que l'on produise à son oreille.

Si l'on place une montre entre ses dents, ou si on l'applique sur son front il n'en perçoit point le bruit. Il n'a point de cécité verbale, car il répond très bien par écrit, et même il comprend à peu près au mouvement des lèvres un de ses voisins de lit. Il faut remarquer cependant que lorsqu'il a écrit pendant 15 ou

20 minutes, il n'a pas ce qu'on pourrait proprement appeler de l'agraphie, mais plutôt de l'amnésie. Il cherche, on le voit à ses gestes, la fin d'un mot, et ne pouvant le trouver, il continue sa phrase. Ainsi le mot comprendre, qu'il avait très bien écrit au début des questions qui lui étaient faites au moyen d'une ardoise, il ne sait plus l'écrire vers la 20e ou 25e ligne ; il écrit comp.... simplement et ainsi pour d'autres mots.

Mobilité et sensibilité. — Il n'y a pas d'atrophie musculaire. La force dynamométrique est conservée et normale.

Les membres supérieurs sont absolument intacts, mais il n'en est pas de même des membres inférieurs ; il existe une véritable paraplégie qui est caractérisée par la perte des synergies musculaires qui assurent l'équilibre de la marche. Il faut que deux hommes soutiennent le malade ; c'est surtout quand il veut marcher que l'impotence se manifeste ; ses jambes fléchissent et sont prises de tremblement.

Le réflexe cornéen est diminué.

Le réflexe pharyngien est complètement aboli.

Le réflexe rotulien est aussi aboli.

On trouve une zone assez étendue d'anesthésie cutanée sur le devant de la poitrine et un peu à droite ; tandis que sous le sein gauche on trouve une zone qui paraît hyperesthésiée. Je dis, qui paraît, car c'est le siège d'un vésicatoire récent, et on ne peut actuellement se rendre compte de ce qu'était la sensibilité normale en ce point.

À la face antérieure de la cuisse droite, une plaque d'anesthésie, de forme triangulaire, en avant du grand trochanter. Sur le même membre, une autre plaque d'anesthésie, en forme de triangle dont le sommet serait à la rotule et la base au milieu de la cuisse. Un peu au-dessus, une zone plus petite où la sensibilité est simplement retardée.

Une grande plaque d'anesthésie occupe presque toute la face antérieure de la cuisse gauche, et au niveau du genou gauche une plaque allongée d'hyperesthésie.

La sensibilité à la température est aussi profondément altérée ; nous n'entrerons pas dans plus de détails, l'observation complète devant faire l'objet d'un travail spécial.

Il s'agissait de soumettre ce malade au traitement hypnotique et à la suggestion. L'on voit de suite qu'il s'élevait là une grande difficulté. Comment entrer en communication, pendant le sommeil hypnotique, avec un sujet absolument sourd ; car on pouvait crier de toutes ses forces à son oreille, il n'entendait absolument rien ; il était plus sourd qu'un sourd-muet même, car souvent ceux-ci perçoivent certains bruits éclatants ?

Il s'agissait d'abord de trouver un moyen de lui

intimer l'ordre d'entendre, pour lui faire faire une autosuggestion qui, aussitôt commencée, serait facilement développée.

À l'état de veille, nous communiquions bien avec lui par l'écriture, mais je ne voulais pas employer ce moyen pour la suggestion pour plusieurs raisons.

Si la suggestion par le geste impératif peut être aussi rapide, aussi profonde et aussi efficace que la suggestion par la parole, il n'en est pas de même de la suggestion par la parole écrite. En effet, l'écriture ne peut évoquer directement une idée dans le cerveau, elle évoque seulement l'image d'un mot, qui lui-même représente l'idée que l'on veut communiquer. Il s'ensuit un retard dans la transmission de la pensée, qui affaiblit nécessairement beaucoup l'effet de la suggestion et la rendrait inévitablement moins efficace dans un cas comme celui-ci où il faut un ordre rapide et un effet subit.

Il y avait encore un autre inconvénient à employer la suggestion par la vue dans notre cas particulier. La salle où je devais endormir le malade était très éclairée ; en lui ouvrant les yeux, je me trouvais exposé à le faire passer en état de catalepsie, état dans lequel la suggestion eût été impossible.

Enfin je voulais me mettre dans les conditions où je me serais trouvé si ce malade n'avait su ni lire ni écrire, et je me décidai à employer le sens du toucher pour développer en lui une autosuggestion capable de le faire entendre.

Le malade fut donc placé devant le miroir rotatif et, sans lui expliquer en aucune façon ce qu'on en attendait et ce qui devait arriver, je lui fis seulement signe de regarder.

Au bout de dix minutes environ, il était évident que le malade commençait à s'hypnotiser ; la poitrine était soulevée de temps en temps par une inspiration profonde, les yeux étaient fixes et les paupières battaient par moments. Je lui fermai les yeux avec les doigts et aussitôt une inspiration plus profonde m'avertit qu'il était bien plongé dans le sommeil hypnotique.

Je me plaçai bien en face du malade, et brusquement j'appliquai un doigt sur le conduit auditif externe de chaque côté, de façon à le fermer complètement. Je restai ainsi quelques secondes afin de laisser cheminer dans son cerveau une autosuggestion encore vague relative au sens de l'ouïe ; puis, subitement, écartant les mains, je lui criai en même temps : « entendez ». La même manœuvre fut répétée trois fois, et, après la troisième fois, le malade faisait signe avec la main qu'il commençait à entendre de l'oreille droite.

Dès lors, le succès était certain et je pus développer la suggestion et lui ordonner d'entendre et d'entendre très bien comme par le passé. J'appris alors qu'il avait dit par écrit que depuis longtemps il entendait beaucoup moins bien de l'oreille gauche que de la droite.

Quand je fus assuré par ses gestes qu'il m'entendait parfaitement je m'occupai de la parole et commençai à lui suggérer qu'il pouvait parler.

Je lui fis d'abord répondre oui à certaines questions, en l'obligeant à répéter ce mot après moi. Je voulus alors lui faire prononcer son nom et le nom de la rue qu'il habitait ; mais je m'aperçus que la même difficulté se renouvelait pour chaque syllabe nouvelle qu'il fallait lui faire prononcer, pour chaque son qu'il devait émettre. Il semblait qu'il eut à la fois oublié la notion des différents sons et perdu la faculté de les produire.

Je pris donc le moyen suivant pour rappeler rapidement à sa mémoire toutes les combinaisons possibles de sons, et lui faire faire en même temps une sorte de gymnastique de la parole.

Je le forçai à répéter après moi toute la série des chiffres depuis un jusqu'à trente, puis successivement toutes les lettres de l'alphabet. Au fur et à mesure que j'avançais dans cet exercice je voyais la parole devenir plus facile, et, aussitôt cette série terminée, j'étais certain qu'il pourrait parler facilement. Je lui fis donc quelques questions banales auxquelles il répondit correctement, puis je lui suggérai qu'il continuerait à entendre et à pouvoir parler après son réveil, et je l'éveillai par suggestion verbale.

Toute cette séance, depuis le moment où il avait été plongé dans le sommeil hypnotique, n'avait pas duré plus de 15 minutes.

Je constatai qu'il entendait parfaitement le bruit de la montre placée entre les dents ou sur le front, et qu'il entendait la voix basse à cinq mètres de distance.

Je ne m'occupai pas ce jour-là de la paraplégie et fis reconduire le malade à son lit par les hommes qui l'avaient amené. Le lendemain, le malade fut de nouveau hypnotisé et, par simple injonction verbale, on lui suggéra qu'il pourrait marcher. En effet, dès son réveil, il put se lever et retourner seul dans la salle ; dans la journée il put se promener, n'ayant conservé qu'un peu de douleur et d'engourdissement dans le pied gauche. Ces deux symptômes disparurent complètement à la troisième hypnotisation et depuis lors, le malade marche et se promène comme tous les autres.

Il faut remarquer que, depuis la première séance d'hypnotisation, il n'avait plus été question de l'ouïe et de la parole dans les suggestions. Sa surdi-mutité avait été guérie radicalement en une seule séance.

Cette observation est intéressante, parce que, si les cas de mutisme hystérique sont assez fréquents, nous ne connaissons guère d'observations dans lesquelles il ait été comme dans ce cas accompagné de surdité. De plus, au point de vue de la mise en œuvre de la suggestion, cette surdité absolue apportait des difficultés intéressantes à vaincre ; car, si l'on avait la certitude de guérir ce malade par la suggestion, il fallait trouver le moyen de la faire parvenir à ses centres cérébraux rendus presque inaccessibles par la suppression du sens de l'ouïe.

Ces observations qui portent sur des sujets assez variés, montrent une fois de plus tous les services que l'on peut attendre de la médication hypnotique dans la thérapeutique des affections nerveuses.

« Ce qui caractérise encore cette nouvelle méthode de traitement et qui sollicite justement son application, dit M. Luys, c'est que non seulement elle est efficace, mais encore elle n'est pas nuisible. Ce n'est pas une substance active, pesante et matérielle qui entre dans l'économie et y développe ses énergies propres. C'est un agent physique, impondérable, qui se manifeste d'une façon purement dynamique, dans l'intimité de la trame nerveuse et qui la pénètre à fond. Il se comporte comme les courants électriques, comme les courants magnétiques, sans déterminer de réactions douloureuses, et ne laisse comme traces de son passage que des effets sédatifs et bienfaisants. Voilà les faits indéniables, et, jusqu'à présent, je n'ai encore constaté aucun effet nocif de cette nouvelle méthode thérapeutique en suivant les indications que j'ai précédemment formulées. »

Depuis que M. Luys a écrit ces lignes, sa méthode s'est généralisée et a reçu la sanction du temps. Nous-même, qui l'appliquons depuis plusieurs années, nous pouvons ajouter que nous n'en avons jamais observé le moindre effet fâcheux.

Il y a donc grande utilité à généraliser cette méthode et à la rendre applicable au plus grand nombre possible de sujets; c'est ce à quoi nous arrivons par l'emploi des miroirs rotatifs.

Dans la plupart des cas, c'est la suggestion qui a été l'agent direct de la guérison; mais il est encore d'autres cas, dit M. Luys, qui pourront bénéficier du sommeil hypnotique en dehors de toute suggestion.

Ainsi, dans certaines périodes d'aliénation mentale, où l'on ne peut rien tenter pour rétablir l'équilibre des fonctions cérébrales, on pourra encore obtenir des moments de détente et de calme à l'aide de l'hypnotisme; et, dans ces cas particuliers, ce n'est le plus souvent qu'à l'aide des miroirs rotatifs que l'on pourra y arriver.

Dans certaines formes de paralysie générale au début, on pourra en partie réparer les forces motrices, et rendre aux malades une certaine dose d'énergie physique et mentale, par le calme et le repos que leur procurera le sommeil artificiel.

Quelquefois, comme dans la plupart des cas de pathologie mentale, on devra se borner à faire disparaître certains symptômes comme les hallucinations, les idées de persécution, l'insomnie, etc., mais ces résultats ont déjà par eux-mêmes une importance suffisante et, de plus, permettent d'espérer qu'on pourra en obtenir de plus durables.

C'est principalement dans les névroses, et surtout dans les manifestations si variées de l'hystérie et dans tous les états qui sont sous sa dépendance, que cette méthode doit triompher. Dans ces cas, elle se place désormais hors de pair, au-dessus de toutes les autres médications, par son innocuité absolue, l'absence de tout traitement pénible et désagréable pour les malades, et enfin la certitude avec laquelle elle soulage et guérit.

# CHAPITRE IV : TRAITEMENTS DIVERS

## Électrothérapie

On sait l'importance qu'a prise depuis quelques années l'Électrothérapie en médecine. Des traités spéciaux ont été consacrés à cette branche de la thérapeutique et nous ne saurions faire double emploi avec les classiques à ce sujet.

Disons simplement, qu'à part les cas de paralysie, l'électricité statique doit toujours être préférée à l'électricité dynamique dans la majorité des applications.

On obtiendra d'excellents résultats en combinant l'emploi de l'électricité statique et des aimants.

Cependant il est une application de la Pile de Volta qui est facile à faire et qui donne d'excellents résultats. Nous ne pouvons le passer sous silence et nous en recommandons vivement l'emploi aux praticiens : c'est la Pile directe.

## La Pile directe

Sous le nom de Pile directe, nous désignons une

application curieuse de la Pile de Volta qui fournit à la thérapeutique un excellent appareil de révulsion.

Sur une bande de toile on dispose une série de demi-disques de zinc et de cuivre alternés comme l'indique la figure. De plus, au commencement et à la fin de la bande, on met un disque de cuivre précédé d'un disque de zinc.

Cet appareil très facile à appliquer est actionné par la sueur et produit au bout de quelques séances une éruption caractéristique. Il donne des résultats réellement surprenants dans la plupart des maladies de la moelle.

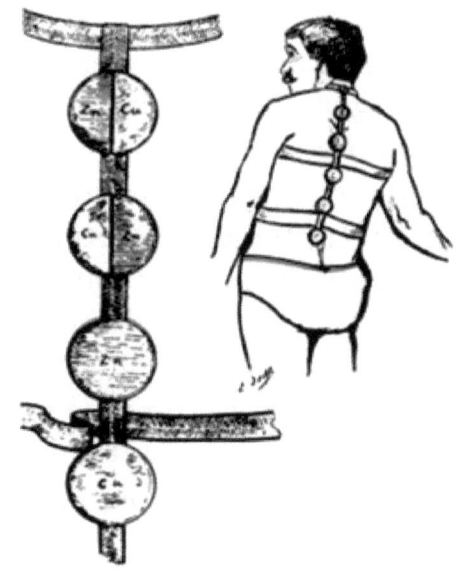

La pile directe

# Emploi de l'Eau

Laissant de côté toutes les applications connues de l'hydrothérapie, nous allons insister tout spécialement sur le traitement diététique de Schroth qui permet d'utiliser l'eau d'une manière véritablement surprenante quant aux résultats obtenus.

## Le traitement diététique

Dans ces dernières années on sait comment le curé Kneipp répandit un peu partout sa méthode et son traitement.

Or, en étudiant le traitement diététique de Schroth, on verra que ce genre de traitement était connu bien longtemps avant le curé Kneipp.

Notre expérience personnelle nous permet d'affirmer la valeur du traitement diététique pour les neurasthénies graves et l'utilité des compresses mouillées appliquées d'après la méthode de Schroth dans beaucoup d'affections nerveuses à douleurs localisées.

Comme ce traitement est presque inconnu nous allons faire de larges extraits à la traduction de Kypke.

*Le traitement diététique sans médicaments ni hydrothérapie, d'après le système du médecin de la nature Schroth*, détaillé et expliqué par Maurice Kypke, docteur en philosophie et pharmacien de première classe.

Traduit de la 24ᵉ édition de l'Allemand. Leipzig, Louis Fernau. — Paris Haas et Steiner, 9, rue Jacob. — Berlin, Theobald Gruben, 1864.

## L'enveloppement et les compresses humides

On se procure une forte couverture de laine comme on les emploie dans les hôpitaux et dans les établissements de bains pour le même but ; pour une grande personne, elle doit avoir six pieds de long et autant de large. Le soir au moment de se coucher, ce qui a lieu ordinairement en été à neuf heures et à huit en hiver et, dans tous les cas, au moins deux heures après avoir mangé, on étend cette couverture sur le lit jusqu'à peu près la moitié de l'oreiller, de manière qu'elle aille jusqu'aux aisselles du malade, mais sous les bras, qui ne doivent pas être enveloppés. Toute autre couverture du lit doit être enlevée. Sur cette couverture bien tendue, on met un drap de lit de toile, de même dimension que la couverture, lequel a été bien trempé dans de l'eau pure et froide et bien tordu ; la toile doit être assez grosse pour renfermer une quantité suffisante d'eau (de la toile fine ne pourrait pas être convenable parce qu'elle garde trop peu d'humidité), la couverture de laine doit dépasser le drap dans le haut de quelques doigts, et celui-ci doit être également parfaitement étendu, sans former de plis. Puis on prend un deuxième drap de la même grandeur et de la même qualité également bien trempé de l'eau pure et froide et bien tordu, on le plie en trois, de manière qu'il puisse envelopper le malade depuis les aisselles jusqu'aux hanches, et on l'étend bien également sur l'autre drap et dans le milieu du lit.

Lorsque tous ces préparatifs sont achevés, le malade ne conservant que sa chemise, se couche sur le dos, juste au milieu du drap, puis on relève la chemise de manière que toutes les parties du corps se trouvent à nu jusque sous les bras, qui doivent toujours rester libres. La personne de service, qui est nécessaire pour toutes ces opérations, place un côté du drap plié en trois sur la poitrine et le ventre et l'autre côté par-dessus, de manière que le point de jonction se trouve par-dessus et non par-dessous. On doit éviter de trop serrer ce drap, pour ne pas gêner la respiration. Comme nous l'avons dit, cette enveloppe doit prendre depuis les aisselles jusqu'un peu au-dessous des hanches. Ensuite on met le long drap de la même manière, mais de toute sa longueur, et la partie qui reste en bas est repliée sur les pieds de sorte qu'ils se trouvent entièrement enveloppés ; puis on entoure le malade avec la couverture de laine, de la même manière, mais en prenant garde qu'elle dépasse un peu du haut les draps mouillés, et pour l'assujettir plus solidement, on passe le premier côté un peu sous le dos, puis on passe l'autre aussi loin que possible en ayant soin de bien envelopper les pieds. La couverture doit bien fermer sur la poitrine mais sans gêner en aucune façon la respiration. Ensuite on rabat la chemise par-devant et par-derrière, en prenant bien garde de ne pas déranger la couverture et les draps, puis on met des couvertures ou un édredon sur le tout, suivant la saison, mais en couvrant le malade jusqu'au menton. Les bords des couvertures ou du lit de plumes doivent être bien repliés de chaque côté sous la couverture de laine, et il faut surtout faire attention que les pieds soient parfaitement enveloppés. Il est nécessaire de prendre garde que la couverture du lit entoure bien hermétiquement le malade et qu'il n'y ait aucune ouverture par laquelle puisse entrer l'air extérieur qui causerait un refroidissement. Le corps doit se trouver entièrement isolé de tout contact avec l'air ; c'est pourquoi il est avantageux de mettre par-dessus le tout une deuxième couverture de laine et d'en envelopper tout le paquet. On obtient par là plus de solidité dans les enveloppes, ce qui est à considérer surtout dans les cas où le sommeil est agité. Dans ce dernier cas il est bon également de ficeler le tout, pour avoir plus de certitude que rien ne sera dérangé. Avec un peu d'habileté et d'exercice, toutes ces préparations qui paraissent si minutieuses, ne prennent que quelques minutes. Si on le trouve plus commode, on peut appliquer le drap autour du torse avant de se mettre au lit, en relevant la chemise convenablement et en ayant soin qu'il ne se dérange pas.

Il est reconnu qu'il est préférable pour l'homme de coucher sur le dos, mais si, par suite de longue habitude, un malade préférait être couché sur le côté, cela ne ferait aucune difficulté si l'on prend garde qu'il soit parfaitement bien enveloppé.

Dans les maladies aiguës l'enveloppement doit être fait jusqu'au cou, par conséquent les bras y compris, afin d'obtenir une plus prompte chaleur humide sur toutes les parties du corps. Mais dans les maladies chroniques, qui nécessitent un traitement plus long, on épargne au patient cette position pénible, surtout pendant le sommeil, c'est pourquoi on laisse les bras libres pour pouvoir réparer soi-même les désordres que l'inquiétude que l'on éprouve pourrait apporter dans l'emmaillotement, et contraindre d'appeler un secours étranger ou de se lever. De cette manière le résultat sera le même, car dans les maladies chroniques il n'y a pas *periculum in mora* et le traitement n'en sera pas plus long. Si cependant cela était nécessaire comme par exemple, dans les rhumatismes, les engorgements goutteux, les paralysies nerveuses et autres, on entoure les bras et les mains à part avec des serviettes humides sur lesquelles on en met de sèches, et le tout est enveloppé soigneusement avec de la laine.

Dans les affections catarrheuses du cerveau ou de la gorge, ou inflammation du larynx, il est nécessaire que le malade applique des compresses locales comme suit : on trempe une serviette de grosse toile dans de l'eau et on la presse (comme toujours) fortement, on la plie ensuite de manière qu'elle soit de la dimension de la main, puis on l'applique (surtout le soir, avant l'emmaillotement) bien à plat sur le cou du malade, on en met par-dessus une seconde mais sèche, et dépassant celle humide et l'on entoure le tout d'un bandage de laine. Le matin, avant le lever, on enlève tous ces bandages, on frotte le cou avec un linge sec et chaud et l'on met une cravate. Si le mal est ancien et tenace, on remet cette compresse pendant le jour, mais seulement dans l'été ou dans une chambre chauffée, dans un temps froid il y aurait lieu de craindre un refroidissement.

On doit soigneusement éviter que l'air froid puisse pénétrer dans la chambre à coucher. Pendant l'hiver la température ne doit pas y être trop élevée, environ 12 jusqu'à 14 degrés Réaumur, dans les autres chambres elle peut être un peu plus élevée, mais pas au-delà de 18°. Dans les saisons froides il est convenable de mettre une camisole de nuit.

Le malade soigneusement empaqueté ne tardera pas avoir chaud. La chaleur humide fait sentir son effet bienfaisant aussitôt que le premier sentiment, désagréable il est vrai, du froid est passé. Cependant on s'y habitue promptement et surtout pendant les grandes périodes de la fièvre, où la chaleur de la peau fait que l'on désire tant un rafraîchissement, on en éprouve un vrai bien-être. Ordinairement on s'endort très vite jusqu'au lendemain matin, à moins que l'on en soit empêché par de graves accidents aigus ou la production de crises accidentelles. Le but de cet enveloppement n'est pas de produire la transpiration. Il est possible qu'elle se manifeste dans le commencement ou plus tard par suite des symptômes critiques. Dans ce cas il faut attendre et le malade doit rester dans ses enveloppes aussi longtemps qu'il le peut supporter. La transpiration dans des draps humides n'est pas aussi insupportable que dans un lit sec, la sueur disparaît tout à fait au bout de peu de temps lorsqu'elle ne provient que de l'oppression ou du manque d'habitude et non d'un état maladif particulier.

Le matin, en été environ à six heures, en hiver un peu plus tard, on procède au désenveloppement, mais avec beaucoup de précautions et sous la couverture. D'abord on dégage les bords de la couverture sans trop de précipitation, puis le malade, sans se découvrir, se dégage autant qu'il le peut avec ses mains, de la couverture de laine, puis du grand drap et enfin de l'enveloppe du torse, il se frotte ensuite avec un linge chaud ou simplement avec la chemise, la poitrine et le ventre pour les sécher, il ôte le tout de dessous son dos et dégage lentement ses pieds. Après que le tout est sorti de dessous le corps, on l'enlève de dedans le lit tout en évitant de découvrir le corps du malade. Dans le cas où le patient n'est pas trop faible et souffrant ou empêché par le mal de remuer le corps, il peut lui-même et sans le secours de personne, se désenvelopper. Lorsque le corps est devenu entièrement sec, environ une demi-heure après, on se lève et pour se laver, même la bouche, on se sert d'une eau pas toute froide, entre 14° et 16° de chaleur.

Il est nécessaire de laver tous les matins les draps de toile dans de l'eau tiède, et lorsque l'on s'aperçoit que les pores de la peau rendent abondamment des mucosités et autres substances, on les fera cuire tous les huit ou quinze jours dans de l'eau de savon et les lavera soigneusement ; on aura soin alors de les bien rincer dans de l'eau pure jusqu'à ce que toutes les parties savonneuses soient bien enlevées. Il faut également tous les jours étendre et sécher la couverture de laine, pendant l'été en plein air et pendant l'hiver auprès du poêle.

Le duvet de la couverture de laine pompe une quantité assez notable d'humidité des draps mouillés, aussi est-elle promptement humide ainsi que le lit ; pour éviter les désagréments souvent assez grands qu'entraîne le séchage de couvertures de laine, lequel nécessite une grande chaleur, on peut mettre entre la couverture et le drap mouillé un autre drap sec, de manière que, dans l'enveloppement il se trouve exactement entre la laine et le drap humide.

Je vais encore donner la description d'un mode d'enveloppement général, à l'exclusion des bras, qui présente de grands avantages, surtout dans les cas où il est nécessaire que la nuque et le cou se trouvent dans le même degré de chaleur humide que le reste du corps., afin que l'influence générale se fasse sentir également sur cette partie si importante, ce qui ne peut pas être parfaitement obtenu par des compresses locales, On se fait faire un gilet ou camisole avec des manches très courtes, de manière qu'elles ne couvrent que les épaules, avec trois épaisseurs de grosse toile, ce gilet doit aller jusqu'au-dessous des hanches, puisqu'il doit remplacer l'enveloppe du torse, et avoir un col qui serve en même temps de compresse pour le cou. Ce gilet est trempé dans de l'eau fraîche et fortement pressé et, pardessus, on met un deuxième gilet sec, également de toile et fait de manière qu'il puisse se boutonner et couvrir entièrement le premier. Sur le tout on met un autre gilet de grosse laine, également avec boutons et ayant une large ceinture à l'aide de laquelle on peut le consolider autour de la taille. On met également autour du cou une épaisse bande de laine. Cet arrangement présente le grand avantage que l'enveloppement est plus simple et a lieu plus promptement que par les compresses locales, qu'il n'y a pas de dérangement possible et que le patient conserve la pleine jouissance de ses bras, ce qui ne peut pas avoir lieu aussi parfaitement avec l'autre système. Pour l'enveloppement des parties inférieures du corps, on relève un peu les gilets secs et de laine et fait passer un peu dessous le drap humide que l'on applique de la manière déjà indiquée et par-dessus, on met la couverture de laine jusqu'aux aisselles. S'il est nécessaire d'appliquer des compresses sur les bras, il n'y a qu'à faire les manches de la camisole de laine un peu plus larges.

Dans les affections graves du bas-ventre, il arrive souvent que, pendant le cours du traitement, les pieds enveloppés ne peuvent pas se réchauffer et même restent froids pendant toute la nuit. Dans ce cas, on enveloppe les jambes avec le drap mouillé seulement jusqu'aux chevilles, de manière que les pieds restent à sec dans la couverture de laine. Au bout de quelques jours ce symptôme a disparu par suite d'effets intérieurs et l'on procède comme avant. Il arrive aussi quelquefois que l'on ressent des douleurs aux talons, qui peuvent devenir si sensibles qu'elles interrompent le sommeil. On peut obvier à cet inconvénient soit en plaçant les pieds sur le côté, ou en mettant sous les jambes et en dessous de la couverture de laine un coussin ou tout autre objet, de manière que les talons soient libres de tout contact. Ce sentiment douloureux n'est également que périodique et est causé probablement par les vibrations plus multipliées du système nerveux qui est malade.

Aussitôt que l'action de la peau est plus vive ou que le corps demande plus d'humidité, qui, dans les maladies chroniques traitées par cette méthode, ne lui arrive que par les organes de la peau, quelquefois les draps se sèchent sur le corps et surtout aux jambes. Aussitôt qu'on le remarque, il faut prendre un troisième drap mouillé et bien pressé, le plier en trois doubles comme la compresse du torse, de manière qu'il aille depuis les hanches jusqu'aux chevilles. Pour envelopper on place ce drap sur le grand à l'endroit convenable et on en entoure les jambes en laissant sur le torse sa compresse, et l'on passe sur le tout le grand drap. Sur les pieds il suffit d'avoir le simple drap parce qu'il est retroussé en plusieurs doubles et que cela suffit pour produire la chaleur nécessaire, ce qui n'a pas lieu sur les autres parties du corps, bien qu'il soit quelquefois difficile de l'obtenir dans les affections du bas-ventre.

Il faut toujours avoir le plus grand soin de procurer la quantité nécessaire d'humidité, surtout dans les fortes périodes de fièvre, et, au besoin, on peut ajouter sur la compresse du torse des serviettes humides ou d'autres grands draps de toile. Il faut également prendre bien garde que la chaleur nécessaire de toutes les parties du corps ne soit pas interrompue. Dans ce cas on enlève les linges additionnels et l'on se contente de la compresse du torse et du grand drap. Avec un peu d'attention le patient juge au mieux de son état et peut demander les changements qu'il juge les plus convenables.

Bien que les menstrues des femmes soit une fonction toute naturelle, elles ne doivent pas manquer d'attirer l'attention ; et quelquefois, dans les faiblesses nerveuses, il faut se contenter de la compresse du torse que l'on plie alors en quatre doubles, pour ne pas augmenter encore l'irritation.

La preuve combien les compresses humides sont calmantes et bienfaisantes, c'est qu'on les supporte très facilement dans la scarlatine, la rougeole, la petite vérole, les dartres et autres maladies de la peau et qu'elles apaisent considérablement les démangeaisons qui sont si fatigantes et souvent insupportables.

### Des aliments

La réduction des aliments à un choix très restreint de légumes simplement préparés pendant la durée du traitement sévère, prouve l'importance que Schroth a attachée à cette partie de son système ; elle peut bien effrayer quelques palais gâtés par l'habitude de la bonne chère, mais qui veut la fin, veut les moyens.

Suivant les besoins et l'appétit, le malade reçoit le matin et également dans le courant de la journée, en tout temps et à discrétion, un petit pain blanc sec (d'une pâte composée de pure farine de froment, de levain et un peu de sel, du lait ou de l'eau). Il doit être rassis de deux ou trois jours, la croûte pas trop brune, par conséquent pas trop cuit et la mie d'une consistance telle qu'elle puisse s'émietter entre les doigts. Pour dîner on mange alternativement ou d'après le goût une bouillie à l'eau avec un peu de beurre et de sel, de riz, de gruau, de blé de sarrasin, de millet ou de pain blanc râpé; elle doit être assez épaisse pour qu'on puisse la manger avec la fourchette. Une pareille bouillie peut également être mangée le matin et soir, dans le cas où le malade le préférerait, et surtout lorsque le mauvais état des dents ne permettrait pas de bien mâcher le pain sec. Dans le cas où avec le temps on se dégoûterait de la bouillie, il faudrait se contenter du pain qui, lui, a le grand avantage qu'on ne s'en fatigue pas. Dans tous les cas il est préférable de manger plus de pain que de bouillie, car l'expérience a prouvé qu'il ne provoque pas autant la formation de mucosités.

Comme boisson on prendra pendant les premiers huit jours une décoction de gruau d'avoine pas trop claire et passée, avec addition de sucre et d'un peu de jus de citron, ou on boira seulement ce qui sera nécessaire pour apaiser une vraie soif, pas trop à la fois et toujours tiède. Dans la deuxième semaine on boira une seule fois par jour et l'après-midi vers trois ou quatre heures un petit verre de vin étendu d'un demiverre d'eau avec du sucre et chauffé. Le meilleur moyen pour faire chauffer ce mélange est une lampe à esprit-de-vin, sur laquelle on le laissera jusqu'à ce que la mousse se forme à la surface, mais sans le laisser bouillir. Cette boisson agréable doit être prise lentement et à petites cuillerées à café et en mangeant un petit pain. Il faut choisir un bon vin blanc, bien naturel, ne renfermant pas trop d'acide. Il ne faut pas prendre le vin trop fin, et il doit être léger. Surtout ce vin doit être un vrai vin fait avec du raisin et pur de tout mélange.

Dans la troisième semaine on prend le vin sans eau ; mais toujours avec du sucre, et en cas de soif trop ardente on peut en prendre un verre et demi ou deux verres. Le traitement préparatoire qui doit durer ces trois semaines, peut être raccourci ou prolongé suivant la gravité de la maladie que l'on veut guérir.

Ce traitement préparatoire est surtout une nécessité dans les cas où il est question d'une maladie aiguë, ou lorsqu'une maladie chronique grave est accompagnée de symptômes aigus ; dans ce cas, il faut, pour ne pas trop exciter la fièvre, remplacer la décoction de gruau d'avoine par de l'eau sucrée avec du jus de citron, de cerise ou de framboise, jusqu'à ce que les accès de fièvre soient à peu près calmés. Au commencement du grand traitement, il ne faut pas perdre de vue cette prescription, par mesure de prudence, parce que dans les cas de maladies invétérées et non caractérisées, il peut survenir un abattement contre lequel il faut bien se tenir en garde ; il est plus sûr, et par conséquent plus prudent de développer lentement l'état chronique et l'action curative de la nature. Par contre les personnes qui n'ont qu'un mal de peu de gravité ou qui ne se sentent pas très malades, peuvent très bien ne pas suivre ce traitement préparatoire ; il en est de même lorsque les malades sont en danger et qu'il faut agir promptement.

Pendant ce traitement préparatoire on répare en même temps les forces du corps dont l'apparence est souvent trompeuse, on expérimente la force vitale et alors on peut déterminer quelle doit être la durée du traitement. Il existe des natures qui s'impressionnent facilement et chez lesquelles on remarque dès le commencement du traitement une grande irritation, alors il ne serait pas convenable d'apporter trop de sévérité. Avec la méthode diététique, le tempérament du malade exerce une grande influence et doit toujours être soigneusement observé, puisque c'est la force de la nature qui seule agit pour opérer la guérison ; si l'humeur naturelle (non à l'état maladif) est vive et impressionnable, le résultat s'obtient beaucoup plus facilement que chez les natures molles et lymphatiques ; il est nécessaire d'énergiquement exciter ces dernières.

Dans le cas où les organes de la digestion ne seraient pas trop affaiblis ou attaqués, et où l'organisme serait habitué à une nourriture animale, peut-être la privation subite de la viande pourrait-elle avoir une fâcheuse influence sur la force organique ou par trop répugner à un malade trop sensible aux privations ;

enfin si l'on ne peut pas faire autrement, on pourra pendant les premiers temps du traitement préparatoire manger les végétaux prescrits cuits dans du bouillon, afin que la transition au traitement rigoureux ne soit pas trop pénible.

Ensuite on tente de rester tout un jour sans rien boire du tout ; le lendemain on prend vers les quatre heures le verre de vin chaud habituel, et le troisième on fait ce que l'on appelle une ribote, c'est-à-dire que deux heures après le dîner on boit d'abord un verre de vin chaud, puis plusieurs verres, jusqu'à une bouteille de vin froid, en mangeant du pain. Cependant on doit boire très lentement, à peu près toutes les demi-heures un verre, même quand on serait obligé de se forcer un peu. Il est, à la vérité, permis de boire à sa soif et suivant ses besoins, mais on peut estimer en général qu'une bouteille doit suffire, cependant il pourrait arriver des cas où le corps demande plus d'humidité, ce qui a lieu ordinairement dans les violents accès de fièvre et lorsque la faiblesse des organes de la peau ne peuvent absorber en quantité suffisante celle renfermée dans les linges mouillés. À la condition de boire très lentement, on pourra dépasser la limite prescrite, cependant le malade devra toujours se laisser guider par son état à l'effet que lui produit le vin ; car il y a des jours où l'on peut à peine en supporter une demi-bouteille et d'autres où l'on en voudrait boire bien davantage, cependant on ne doit pas se laisser aller à ce désir dans la crainte de causer une trop grande irritation ou même une indisposition. Dans ce dernier cas on doit cesser de boire et le lendemain après-midi prendre quelques verres de plus.

Les femmes, dans les cas des règles, doivent bien prendre garde que le vin ne leur cause pas une trop grande irritation qui pourrait leur nuire; dans ce cas, et surtout pour les personnes faibles, il faudra pendant ce temps prendre le vin mêlé avec de l'eau et cela après-midi et seulement un verre ou deux.

Le malade est le meilleur juge de toutes ces circonstances et il faudra toujours opérer ces changements d'après ce qu'il ressent. S'il ne peut pas d'une seule fois, le jour de boisson, boire la quantité nécessaire, il boira le matin vers dix heures un verre de vin chaud. Également ce jour-là, aussi bien avant qu'après avoir bu le vin froid, on pourra, si l'on en sent le désir, boire du vin chaud sucré, et chez beaucoup de malades qui préféraient le vin chaud au vin froid, cette boisson leur a rendu de très bons services, surtout lorsque l'on veut promptement apaiser la soif; de sorte qu'il est absolument nécessaire d'apporter la plus grande attention à l'effet produit par ces boissons. Dans tous les cas on peut recommander de commencer et terminer le jour de boisson par un verre de vin chaud.

Pendant les jours d'été où l'on ressent une soif plus vive, on pourra mêler un peu d'eau dans le vin, mais en petite quantité et seulement en cas de nécessité, parce que dans ce mode de traitement, il faut éviter autant que possible de boire de l'eau pour ne pas empêcher la réaction qu'il est nécessaire de produire, on pourra également ajouter un peu d'eau lorsque la soif sera trop violente et qu'une bouteille de vin ne sera pas suffisante pour l'apaiser. Dans les fortes accumulations de mucosités, il arrive qu'en raison de la sécheresse, l'expectoration ne se fait qu'avec difficulté, alors il est également nécessaire de faciliter tous les jours l'évacuation à l'aide du vin chaud, aussi longtemps que cet état durerait. On voit par les explications ci-dessus, que la boisson est soumise à beaucoup de modifications dictées par une direction attentive et judicieuse du traitement. Le malade intelligent, dont le but principal est le rétablissement de sa santé, saura lui-même indiquer la meilleure voie, car, en matière de soif, le plus habile médecin est obligé de s'en rapporter à ce qu'on lui dit, et lorsqu'on aura compris les bases de cette méthode de traitement, il ne l'arrêtera pas dans sa marche ou n'en diminuera pas les effets en ne passant ou en contrevenant volontairement aux prescriptions du système ; au contraire on doit attendre de lui qu'il apportera la plus grande exactitude dans l'observance rigoureuse de toutes ces prescriptions.

Pendant les jours de boisson il est encore permis de manger à dîner, pour se réconforter, du riz ou du gruau crevé dans l'eau avec un œuf (aussi bien le blanc que le jaune, le blanc d'œuf renferme plus de substance nutritive que le jaune), du pain râpé, un peu de beurre et de sel, ce mélange peut être cuit au four ou réduit en boulettes cuites dans de l'eau ; on y ajoute une sauce un peu épaisse faite avec de la farine de pomme de terre, du vin auquel on a ajouté un tiers ou la moitié d'eau et du sucre ; toute autre addition est interdite. De plus on, peut faire un très bon mets en faisant cuire à l'état de bouillie épaisse, du pain râpé avec de la bière en y ajoutant du beurre et du sel ; si l'on le désire on peut aussi y mettre du sucre, ou bien encore, on peut faire une bouillie toujours épaisse avec du pain râpé, du sucre et du vin étendu d'un peu d'eau et l'on peut faire bouillir le tout une fois. Une semblable bouillie au vin ou à la bière ne devra être mangée, en dehors des jours de boisson, qu'accidentellement et pas en grande quantité. Si plus tard le malade ressentait un grand appétit et une grande activité des voies digestives, il pourrait manger des lentilles et des haricots écossés très cuits. Ainsi donc après chaque jour de ribote, suivent les jours d'abstinence et l'on continuera de même pendant quelques semaines ; mais si l'on se sent de la force et du courage on pourra retrancher un jour d'abstinence ; de manière que pendant deux jours entiers on se prive de boire, le troisième jour on prend le vin chaud et le quatrième on célèbre la fête de Bacchus, en buvant régulièrement avant midi un verre de vin chaud et après-midi le vin froid. Il ne serait pas convenable de faire plus d'efforts, car alors l'énergie vitale serait trop tendue et il en pourrait résulter des crises très fortes que l'on doit éviter parce que, ordinairement, elles occasionnent des rechutes. Il vaut toujours mieux suivre lentement et avec prudence le mode de traitement, et ce conseil s'adresse plus particulièrement aux malades qui sont gravement attaqués au bas-ventre ; on arrive plus sûrement et plus tranquillement, quoique plus lentement, au but que l'on propose. Un empressement exagéré, par l'augmentation des jours d'abstinence, alors que l'activité de l'organisme n'a pas encore acquis la force suffisante, peut très facilement occasionner des accidents produisant l'effet tout contraire que celui qu'on se proposait. L'action curative de la nature ne se laisse pas contraindre, elle poursuit tranquillement, mais sûrement, sa route, et le moment de son arrivée à son but dépend de la force vitale du malade. Si celui qui y a mis toute sa confiance, fait preuve d'une persistance absolue, le résultat heureux ne lui en semblera que plus doux.

### Les repos

Après que l'on a suivi le traitement de la manière prescrite pendant six à huit semaines, que la langue se trouve bien dégagée, et qu'il se développe un vif appétit, surtout le désir de manger de la viande, on procède à un changement dans le traitement, que l'on nomme le repos, qui peut durer, suivant les circonstances, de huit à quinze jours, et qui doit réveiller le courage vacillant du malade. On mange pour le premier dîner une bouillie de riz ou de gruau avec du bouillon de pigeon, de poule ou de veau, mais toujours de la même consistance que les autres bouillies ; au deuxième dîner on mange en plus un demi-pigeon cuit, un morceau de poule ou de veau ; et le lendemain, pour varier, on mange des légumes verts, petits pois, carottes, épinards, haricots, ou des pommes de terre râpées, avec du rôti de volaille, gibier, veau, ou bien un beefsteak ou des côtelettes de veau, mais sans épices, oignons, moutarde et autres, ensuite une compote de pomme cuite dans du vin étendu d'eau, de pruneaux, cerises, ou des confitures d'airelles. Chaque après-dîner, cependant pas trop tôt après, au moins deux heures, on pourra boire plusieurs verres de vin, à peu près une demi-bouteille, au choix, froid ou chaud et manger de légers biscuits rassis de quelques jours ; on pourra prendre aussi le matin une petite tasse de cacao ou de café, avec du pain ou des biscuits. En plus de ces deux repas, on ne devra manger que du pain. Pendant la suspension du traitement sévère, il faut surtout bien prendre garde que les aliments soient d'une digestion facile, et il ne faut pas manger de la viande de bœuf, de mouton, de cochon, et autres. Si en hiver on ne peut pas se procurer des légumes frais, il faudra se contenter d'en manger de secs, comme on l'a fait jusqu'alors, et cuits dans le bouillon, ce qui suffira pour que le malade les trouve bons. Il devra aussi se contenter de la carte ci-dessus, bien qu'elle ne soit pas très variée, mais parce que la préparation des mets devra lui plaire. Si l'appétit est revenu à son état normal, on les trouvera plus succulents que les anciens, qui étaient pourtant bien assaisonnés. Mais avant tout il faut être très modéré dans la consommation de la viande, et le malade ne doit pas non plus se rassasier de légumes verts, afin qu'il n'entre pas dans le corps une trop grande quantité de liquides ; il faut aussi manger du pain en même temps pour absorber ce liquide. Les bons résultats de ce procédé ne manqueront pas de se faire sentir, car quand on n'abuse pas de ce qui est bon, et jouit avec modération de ce qui est permis, et ne dépasse pas les bornes de la suffisance, le procédé curatif ne se trouve pas suspendu et suit son cours quoique lentement et, surtout quand la force vitale a augmenté dans une proportion importante, il n'y a aucune interruption dans la dissolution des matières ; dans tous les cas il y a diminution dans leur quantité et ce nom de repos cesse d'être juste. Dans le cas où l'enveloppement général de la nuit cesserait d'être absolument nécessaire ou plutôt devrait cesser, on peut continuer l'emploi du grand drap et des compresses sur le ventre, de manière que les jambes se trouvent à nu dans la couverture de laine, jusqu'à ce que le temps de ce repos soit passé.

Au bout de quinze jours, mais pas plus, quand l'appétit a diminué, qu'un malaise ou une indisposition se fait remarquer, il faut reprendre le traitement sévère, suivant les anciennes prescriptions, qui dès lors doivent se succéder avec les repos jusqu'à parfaite guérison. La convenance de ce repos peut être jugée d'après la langue qui doit être humide, pure et rouge, et avoir un sentiment particulier de fraîcheur, par une plus grande envie de manger, une plus grande sensibilité du goût et de l'odorat, et des selles régulières et naturelles ; la sécrétion des urines claires et abondantes diminue, le malade jouit d'un sommeil plus tranquille et d'une humeur plus gaie, il acquiert une couleur de figure plus saine et les forces corporelles s'augmentent en même temps que le développement de ses muscles et de ses chairs.

Les repos ne sont pas seulement utiles pour le délassement du malade par un adoucissement temporaire du traitement dans le cas où il en aurait été trop affecté, mais aussi pour procurer au corps une plus grande abondance de substances nutritives et ainsi fournir à la nature la matière nécessaire pour la régénération, car il faut mettre beaucoup de neuf à la place de l'ancien qui était devenu mauvais. Mais pour rendre cette restauration véritablement possible et utile, il est indispensable que la force digestive se soit assez développée pour faire sans de trop grands efforts le travail nécessaire, ce que la plus grande pureté de la langue et un plus grand appétit fait facilement reconnaître. Dans ces cas, les repos rempliront parfaitement leur but et seront un soutien puissant. Si, pendant ce temps, le malade remarque une diminution de force dans ces conditions, s'il sent que son appétit disparaît ou qu'après les repas les digestions se font difficilement, il doit l'instant même suspendre ces jours de fête et reprendre le traitement sévère, car alors le résultat espéré ne peut pas être obtenu et même il peut en résulter des accidents fâcheux et l'on remet la reprise des repos jusqu'à ce que les signes indiqués se fassent de nouveau remarquer.

Après la première moitié du traitement, la plus grande facilité de digestion provoque le besoin d'une nourriture plus substantielle et animale et l'appétit augmente par les excellents mets du repos. Afin pourtant que le malade ne soit pas trompé et ne mette pas dans son estomac une plus forte ration qu'il ne faut et qu'il ne convient aux organes de la digestion, il pourra faire un second déjeuner consistant en un œuf à la coque, du jambon cru, maigre et peu salé, ou des sardines bien dessalées, avec du pain et un verre de vin. Il est bon de prendre de deux jours l'un ce repas nourrissant parce qu'il est favorable à la décomposition et à l'assimilation des substances albumines.

Quand les circonstances sont aussi favorables, il est bon, pendant le repos, de prendre quelquefois un verre de bonne bière pas trop amère et pure, ou une demi-bouteille de champagne, qui, du reste, est permise de temps en temps pendant la diète rigoureuse, pour les jours de boisson, pour l'après-dîner au lieu du vin ordinaire.

### Traitement par la flamme

Le Dr Gondret a communiqué à l'Académie des sciences, le 20 juin 1842, une note très intéressante où il décrit son procédé[4].

Ce procédé est des plus simples. Il consiste à prendre une allumette allumée, dont on enlève le charbon qui pourrait tomber et qu'on approche auprès de la peau en suivant, autant que possible, le trajet nerveux, dans les cas de névralgie, douleur musculaire, etc. On peut augmenter à volonté cette espèce « d'ondée de feu » en réunissant plusieurs allumettes en ignition.

On trouvera, dans le livre du docteur Gondret une centaine d'observations des plus intéressantes

---

[4] *Les flammes à petites dimensions employées contre la douleur, la débilité, la torpeur, etc.*, par le Dr Gondret, Paris (Masson), 1847, in-8°.

concernant l'action effectuée par ce mode de traitement en apparence si simple.

## Emploi de l'Alcool

Il ne faut pas oublier non plus les excellents résultats qu'on peut obtenir chaque fois qu'il s'agit de décongestionner un organe par l'emploi de compresses d'alcool qu'on laisse sécher à l'air libre sans tissu imperméable interposé entre ces compresses et l'extérieur.

On renouvelle ces compresses dès qu'elles sont sèches et on obtient un abaissement de température facilement appréciable.

## La Métallothérapie

La Métallothérapie a été employée avec grand succès dans le traitement de beaucoup d'affections nerveuses. Cette méthode est basée, on le sait, sur l'action directe produite par certains métaux sur les malades.

Chaque personne ressent plus spécialement l'action de certains métaux et les métaux peuvent agir soit comme débilitants, soit comme stimulants.

En général le fer et le plomb sont débilitants.

Le zinc, le nickel, l'argent sont doucement stimulants.

Le cuivre, l'or sont excessivement stimulants. — Mais ces règles n'ont rien d'absolu. — En mettant autour des poignets ou au creux de l'estomac des patients les métaux les uns après les autres, on note l'effet physiologique produit et l'on peut instituer ainsi le traitement métallothérapique convenable.

Ce traitement peut même comprendre, outre les applications externes, l'injection interne soit par voie stomacale, soit par voie hypodermique des dissolutions minérales appropriées.

La bibliographie suivante permettra du reste, d'approfondir la question à ceux que cela intéresserait particulièrement.

*Des origines de la Métallothérapie. — Part qui doit être faite au magnétisme animal dans sa découverte*, par le Dr V. Burq. Paris, Delahaye, 1883, in-8. Bibliothèque Nationale, t. XII,

*Métallothérapie*, par le Dr Moricourt. — Extrait de l'Union Médicale, 3ᵉ série (1885). Bibliothèque Nationale T. VII, 224, (Pièce).

*Hypnotisme et Métalloscopie,* par le Dr P. Leblois. — Paris, J. B. Baillère, 1882, in-8 ; Bibliothèque Nationale, T. XIV, 59, (Pièce).

## L'absorption cutanée

Dans les neurasthénies au début et dans les complications organiques des affections nerveuses on obtient d'excellents résultats par l'emploi de l'absorption cutanée, au moyen du générateur Louis Encausse, de l'iode, de l'ammoniaque et de l'iodure de potassium. Nous avons publié un ouvrage consacré spécialement à ce sujet et l'on y trouvera tous les rapports officiels établis soit dans les hôpitaux de Paris et à l'asile de Vincennes, soit dans les hôpitaux d'Espagne, où le traitement a été d'abord employé.

Sur l'absorption cutanée on pourra consulter :

Rabuteau, *Traité de thérapeutique*, p. 10.

Encausse (Gérard), *De l'absorption cutanée*. Paris (Chamuel), 1895, in-18.

# CHAPITRE V : L'HYPNOTISME ET LA SUGGESTION

L'hypnotisme a pris une telle importance dans le traitement de beaucoup d'affections nerveuses que nous devons particulièrement insister sur ce point. Nous allons donc aborder successivement :
1. La Technique de l'Hypnotisme en quatre leçons.
2. La Technique de la suggestion.
3. Quelques considérations sur l'Expérimentation dans l'étude de l'hypnotisme.

**Technique de l'Hypnotisme en quatre leçons**

Laissant de côté toutes les discussions théoriques, nous allons voir quels sont les différents moyens pratiques qu'on peut mettre en usage pour déterminer l'hypnose chez un être humain.

Nous classerons ces pratiques de la façon suivante :
1. Détermination de l'État de réceptivité hypnotique du sujet ;
2. Hypnotisation du sujet ;
3. Détermination des phases et états profonds de l'Hypnose ;

4. Différents procédés de réveil des sujets.

*Première leçon : état de réceptivité*

Malgré les affirmations de certaines écoles médicales, on peut dire que tout individu n'est pas susceptible d'être hypnotisé. La proportion obtenue dans le laboratoire hypnothérapique de la Charité est de 40% pour les hommes et de 60 à 70% pour les femmes.

Certains procédés rapides permettent d'avoir sur l'heure une première idée des influences que pourra exercer l'hypnotisme sur un sujet.

Parmi les nombreux procédés employés à cet effet nous choisirons les suivants :
1. Attraction en arrière (procédé Moutin) ;
2. Attraction du petit doigt ;
3. Suggestion à l'état de veille ;
4. Influence du point brillant ;
5. Influence du miroir rotatif ;

Nous allons décrire rapidement chacun de ces procédés.

Attraction en arrière. Placez le sujet debout, les deux pieds joints. Posez ensuite les deux mains à plat sur les omoplates du sujet, vous tenant derrière lui, et retirez doucement les mains au bout de quelques instants. Si vous avez affaire à une personne très sensible, ses épaules suivront le mouvement de vos mains et elle sera malgré elle attirée en arrière.

M. Moutin décrit ce procédé dans son livre sur « le Nouvel Hypnotisme ».

Attraction du petit doigt. Demandez au sujet de vous confier sa main droite dégantée. Placez alors, la main la paume en bas et pressez doucement avec votre main gauche les doigts en laissant l'auriculaire libre. Cela fait attirer à vous par de petites passes horizontales lentes le petit doigt et répétez ces passes jusqu'au moment où il suivra le mouvement d'attraction. Vous pourrez alors donner la suggestion verbale au sujet qu'un petit doigt restera éloigné des autres malgré tout jusqu'au moment où vous voudrez faire cesser le phénomène. Après l'opération il est indispensable de bien dégager le petit doit, la main et l'avant-bras au moyen du souffle froid.

Suggestion à l'état de veille. La suggestion à l'état de veille s'obtient en regardant fixement le sujet dans les yeux et en lui commandant d'une voix forte et d'un air d'autorité de faire telle ou telle chose (fermer les yeux et ne plus pouvoir les ouvrir, ne plus pouvoir ouvrir la bouche, etc., etc.). Les sujets sensibles à ces procédés sont les plus sensitifs.

Influence du point brillant ou du miroir rotatif. Si l'on fait fixer au sujet un point brillant, soit fixe, soit en mouvement, et que le sujet ressente au bout de quelques instants des lourdeurs dans les paupières ou éprouve une irrésistible envie de s'endormir, on peut sans crainte aller jusqu'aux phases hypnotiques avec un tel sujet.

On laissera donc de côté les sujets réfractaires à ces divers procédés et l'on se servira, au contraire, des autres personnes plus sensibles, dans les expériences ultérieures.

*Deuxième leçon : hypnotisation du sujet*

Le sujet une fois reconnu sensible peut être hypnotisé.

Plusieurs moyens peuvent être employés à cet effet parmi lesquels nous décrirons les suivants :

1. Suggestion simple ;
2. Point brillant ;
3. Miroir rotatif ;
4. Regard ;
5. Passes.

Suggestion simple. On fixe avec douceur le sujet dans les yeux et, sans le brusquer, on lui commande de fermer les yeux, on lui commande ensuite toujours très doucement de perdre la sensibilité cutanée et on lui affirme à ce moment, toujours sans brusquerie, qu'il est endormi, qu'il sent le sommeil le gagner de plus en plus, ce qui se trouve confirmé en quelques instants avec une nature quelque peu sensible.

Point brillant. Ce procédé est le plus généralement connu. Il consiste à faire fixer au sujet un point brillant comme un bouton de nickel, la lame d'un bistouri, une petite glace, etc., placé au niveau du front et entre les deux yeux. Cette position force le sujet à faire converger son regard en haut et au milieu et détermine l'hypnotisation très rapidement.

Miroir rotatif. L'emploi du miroir rotatif du Dr Luys est, à notre avis, préférable à tous les autres moyens comme sécurité et rapidité. Nous conseillons surtout le miroir à une seule tête et recouvert de cuivre nickelé. Le constructeur est M. Robillard, 25, rue Notre-Dame de Nazareth, à Paris. On place ce miroir à hauteur des yeux du sujet et à environ 0,5 m d'éloignement, en s'assurant que le scintillement lumineux passe bien dans les yeux. Le sujet est lui-même placé dans un fauteuil, la tête appuyée. Le sommeil se produit généralement au bout de vingt à trente minutes par ce procédé.

Regard. L'emploi du regard comme moyen d'hypnotisation est une méthode fatigante, mais d'une grande énergie, et permet d'obtenir de bons résultats quand tous les autres moyens ont échoué. — Voici comment on opère.

On fait asseoir le sujet en face de soi, le dos tourné

à la lumière. On prend ensuite les deux mains du sujet et l'on saisit à pleine main les pouces dudit sujet. C'est alors qu'on regarde fixement et, d'après le rituel indiqué à l'entraînement du regard, la pupille de l'œil droit du sujet. Le sommeil s'obtient encore plus vite si l'on ajoute à ce procédé l'emploi de la suggestion.

Passes. On débute comme pour le procédé du regard ci-dessus, mais les deux pouces du sujet sont réunis dans la main gauche du magnétiseur qui, pendant cinq ou six minutes, fait des passes inutiles de haut en bas, sur la tête du sujet, en descendant jusqu'au niveau de l'estomac. On laisse aller les mains du sujet le long du corps et l'on continue les passes avec les deux mains. Le sommeil ainsi obtenu est d'un autre ordre que le sommeil déterminé par les procédés hypnotiques. Nous en reparlerons du reste tout à l'heure à propos des états profonds.

### Troisième leçon : détermination des phases

I

Dans la première de ces phases hypnotiques le sujet a tous les membres flasques ; si on lui tient le bras et qu'on le lâche, le bras retombe sans résistance de la part du sujet qui est alors endormi profondément et peut être comparé à un être ivre mort. La respiration à ce moment est profonde et régulière. C'est la phase de léthargie.

## II

Si, dans cet état, vous ouvrez de force les yeux du sujet, ou si vous agissez d'une autre façon sur lui la seconde phase prend naissance.

Les membres roidissent et gardent les attitudes que vous leur donnerez quelles que soient ces attitudes. Le sujet a les yeux fixes (retenez bien ceci) et regarde droit devant lui ou à l'endroit où vous dirigez ses yeux. Il ne vous entend pas, aussi fort que vous parliez, il est complètement fermé au monde extérieur. Il est en catalepsie.

C'est dans cet état qu'on peut lui mettre la tête sur une chaise et les pieds sur l'autre, le vide existant entre ces deux points. C'est encore dans cet état que se produisent les extases.

Retenez bien deux points : la roideur des membres et la fixité des yeux, nous verrons tout à l'heure pourquoi.

## III

Si maintenant vous soufflez sur les yeux du sujet ou si vous faites des passes, ou si vous lui frottez légèrement le front, l'état change complètement. Le sujet parle et agit absolument comme une personne éveillée ; il vous cause naturellement mais n'a pas conscience du milieu ambiant et ne se rend pas compte de l'endroit où il est.

Il est alors dans la troisième phase : le somnambulisme lucide.

Il présente dans cet état plusieurs particularités caractéristiques qu'il est de toute importance de bien connaître pour comprendre ce que nous dirons tout à l'heure au sujet des phénomènes spirites.

Tout d'abord il est suggestible. On peut lui ordonner de voir ou de faire tel ou telle chose, non seulement pendant son sommeil, mais encore une fois qu'il sera bien éveillé et cette vision persistera, cette action sera exécutée non seulement des jours, mais des mois et même une année après l'ordre donné.

Au moment où le sujet accomplit sa suggestion, il devient inconscient et obéit à son impulsion sans discuter et, fait très important à noter, il perd subitement la sensibilité pour la retrouver après l'accomplissement de la suggestion. Le sujet verra donc tout ce qu'on lui commandera de voir, exécutera ce qu'on lui commandera d'exécuter, sauf des exceptions[5] que nous ne pouvons étudier ici,

À l'état somnambulique, un autre fait prend naissance ; c'est la possibilité du changement de personnalité.

Vous dites au sujet : tu n'es plus toi, tu es député

---

[5] Je suis convaincu que le libre arbitre du sujet persiste toujours et peut entrer en action à un moment donné pour combattre une suggestion criminelle.

et tu fais un discours à la Chambre. Vous voyez alors le sujet entrer subitement dans la peau du personnage que vous venez de lui imposer et prendre toutes les allures du rôle que vous lui faites jouer. Vous pourrez ainsi changer à votre gré plusieurs fois de personnalité.

C'est encore dans cet état que se produit la vision à distance de certains sujets magnétisés.

Donc, pour résumer tout ce que nous avons dit, voici les caractéristiques des trois états :

1. Léthargie. — Sommeil profond.
2. Catalepsie. — Yeux fixes. Membres roides.
3. Somnambulisme. — Suggestibilité. Changement de personnalité. Vision à distance.

Nous avons décrit là les phases principales. Il existe sans doute un grand nombre d'états intermédiaires et de combinaisons de ces phases entre elles, mais il est inutile d'embrouiller la question.

Notons pour terminer que, d'après les hypnotiseurs, ces phases se succèdent toujours dans l'ordre suivant :

1. Réveil.
2. Léthargie.
3. Catalepsie.
4. Somnambulisme.
5. Réveil.

6. Léthargie.

7. Catalepsie.

8. Somnambulisme.

9. Réveil, etc., etc.

*Quatrième leçon : réveil du sujet*

Il ne faut jamais s'exercer à endormir un sujet si l'on n'est pas rompu à la pratique des différents procédés de réveil. C'est là, en effet, le point le plus su.jet aux surprises et celui qui déroute surtout les commençants ou les opérateurs qui perdent facilement leur sang-froid.

On peut réveiller un sujet par beaucoup de procédés entre lesquels nous décrirons surtout les suivants :

1. Réveil par simple suggestion ou au commandement ;
2. Réveil par le souffle ;
3. Réveil par les passes ;
4. Réveil sans suggestion, par le regard ?
5. Réveil par la combinaison de quelques-uns de ces divers procédés.

Réveil au commandement. Le sujet étant en phase somnambulique, on lui ordonne de se réveiller bien dégagé dans une minute juste. On peut encore lui ordonner de s'éveiller quand on aura frappé trois fois dans les mains, ou au moyen de toute autre variété de suggestion. Ce procédé doit être employé de préférence en phase somnambulique, mais il réussit aussi très souvent le sujet étant en léthargie, quoiqu'avec moins de rapidité.

Réveil par le souffle. En soufflant fortement entre les yeux du sujet, on le réveille et on le dégage en même temps.

Réveil par les passes. Un des meilleurs procédés, surtout dans les états profonds, où il doit toujours être employé. On fait des passes horizontales et répétées avec les deux mains d'abord au niveau de la poitrine, puis au niveau de la tête du sujet. Le réveil ainsi produit est long à obtenir; mais on est assuré de n'avoir jamais à craindre aucun accident consécutif, le sujet étant parfaitement dégagé.

Réveil par le regard. Employé quand le sujet pour une cause ou une autre, résiste à la suggestion. Dans ce cas, on regarde fixement le sujet entre les deux yeux, à hauteur du milieu du front et l'on voit le réveil se produire bientôt, absolument complet et sans que l'on ait prononcé une seule parole.

Réveil combiné. Les meilleurs résultats sont obtenus en réveillant un sujet par le procédé suivant, résultat de la combinaison de la plupart des autres procédés :

1. En phase somnambulique on donne la sugges-

tion que quand on soufflera entre les deux yeux, le réveil complet se produira aussitôt ;
2. Cela fait, on pratique le souffle à l'endroit indiqué dégageant en même temps rapidement le front au moyen de passes
3. On termine en soufflant une dernière fois quand le sujet est bien réveillé.

Lorsqu'on a affaire à un cas difficile comme celui d'un sujet en léthargie profonde et qui refuse d'obéir à la suggestion, on cherchera d'abord à obtenir une phase quelconque de l'hypnotisme, soit la catalepsie, soit le somnambulisme et l'on donnera la suggestion à terme (une demi-heure ou une heure) précédée de souffles et de passes.

### De la suggestion thérapeutique

Beaucoup de traités ont été écrits sur la suggestion. Sans aborder aucun point théorique nous voulons nous cantonner dans les quelques lignes suivantes à la technique de la suggestion thérapeutique.

Les règles capitales à suivre dans toute suggestion sont d'après notre expérience les suivantes

1. Procédez toujours dans les suggestions avec la plus grande douceur ;
2. Enlevez au malade non pas seulement son mal,

mais surtout l'idée de son mal. Lui dire : Vous avez cru être malade ; c'est là une idée fausse, vous n'avez jamais été malade ; vous, n'êtes pas malade.

3. Précisez la date et le jour où l'amélioration et la disparition de chaque symptôme doivent se produire ;
4. Décomposez les symptômes sur lesquels on veut agir par la suggestion et les attaquer l'un après l'autre et non pas tous en bloc et en même temps.
5. Donnez toujours les suggestions à l'état somnambulique (ou dans un état analogue) et faire répéter au malade un à un tous les commandements donnés.

## De l'expérimentation dans l'étude de l'hypnotisme

Un des points les plus délicats dans la pratique de l'hypnotisme c'est, sans contredit, la conduite d'une expérience concernant des faits nouveaux. Les causes d'erreur de la pratique expérimentale courante en physiologie sont, en somme, relativement faciles à prévoir et à éviter. De plus, les expérimentateurs tirent leurs déductions des modifications apportées dans des appareils physiques par les substances ou par les forces étudiées En hypnotisme il n'en est plus ainsi et les appareils de vérification ne sont plus des instruments physiques ; mais bien des êtres humains placés par l'hypnose dans des conditions particulières d'excitabilité.

On comprend sans peine les multiples éléments d'erreur introduits dans l'expérience par ce genre d'appareils susceptibles de réagir, non seulement sous des influences extérieures, mais encore sous l'impulsion des passions diverses ou des tendances psychiques naissant dans l'être lui-même.

Aussi, nous semble-t-il nécessaire d'exposer en quelques lignes les résultats auxquels nous sommes parvenus dans la conduite des expériences de ce genre, après plusieurs années de pratique et les conditions qui, à notre avis, doivent être scrupuleusement remplies dans toute recherche concernant les faits hypnotiques. Nous résumerons nos conclusions en trois propositions :

1. Très grande habitude de l'expérimentation hypnotique.
2. Multiplicité des appareils (ou sujets) employés.
3. Absence complète de toute idée théorique préconçue.

### Très grande habitude de l'expérimentation hypnotique

Tout expérimentateur pratiquant d'une façon suivie l'hypnotisme passe presque invariablement par trois phases bien caractéristiques. Dans la première période des recherches, l'enthousiasme domine; tous les faits semblent merveilleux et l'imagination enflammée transforme la moindre observation en une découverte capitale. Un beau jour tout change, la découverte d'un affaiblissement dans les facultés hypnotiques des sujets ou la non vérification sur d'autres sujets des faits observés avec le premier, tout cela déconcerte, les rêves bleus s'écroulent et une défiance sans limites remplace l'enthousiasme de jadis; c'est la seconde phase. Mais si l'on continue les recherches sans céder au découragement, la troisième période prend naissance et le scepticisme dérivé de l'état d'esprit précédent suffit largement à corriger les écarts d'imagination dans toute expérience poursuivie. C'est alors seulement que l'expérimentateur est réellement formé et qu'il saura très bien supporter sans colère apparente les supercheries des sujets professionnels, comme il saura rendre justice aux efforts des recherches sincères et désintéressés. Cela nous amène à parler des appareils humains, des sujets utilisés.

*Multiplicité des sujets employés*

Un résultat acquis à l'aide d'un seul sujet doit être considéré comme une hypothèse destinée à être infirmée ou confirmée par des recherches ultérieures. C'est faute d'observer cette règle que la plupart des expérimentateurs commettent tant d'erreurs et tant de jugements précipités. Étant donné les causes d'erreurs multiples que présente l'emploi d'un appareil intelligent et raisonnant par rapport à l'appareil physique, on n'atténue ces causes d'erreurs que par la multiplicité des observations faites sur des appareils différents et isolés les uns des autres. Aussi les recherches doivent-elles être poursuivies sur des sujets hypnotisables qui n'ont jamais été utilisés auparavant pour des recherches analogues et l'emploi des malades qui ne restent que quelques semaines à l'hôpital et qui partent guéris, puis sont remplacés par d'autres est surtout conseillé à cet effet. Ce qu'il faut éviter par-dessus tout, c'est l'utilisation pour des recherches nouvelles des sujets dit « professionnels ».

À la suite des travaux des écoles hypnotiques il s'est créé à Paris une profession nouvelle qui a fait plus de tort à ces études que toutes les attaques et les polémiques précédentes ; c'est la profession de « sujet hypnotique ». Un sujet dit « professionnel » qui, pour quelques francs, s'exhibe sur les tréteaux ou « fait les salons » est un appareil de recherche aussi dangereux que peu sensible. L'habitude des mêmes expériences conduit ce genre de sujets à la pratique permanente de la supercherie, et fait par suite obstacle à toute étude sérieuse et suivie.

Et si nous ajoutons que ce genre de sujets, écarté des laboratoires sérieux dans toute étude nouvelle, se targue d'avoir été jadis utilisé pour imposer confiance au public, on comprendra le danger et l'immoralité d'une telle profession. Voilà pourquoi la multiplicité des sujets employés est si nécessaire.

*Absence complète de toute idée théorique préconçue*

Dans ce genre de recherches comme dans tous les autres, il ne faut pas vouloir vérifier a priori, tel ou tel fait il faut au contraire laisser les phénomènes se produire spontanément, rester absolument neutre et se contenter de noter les résultats obtenus, quitte à les vérifier, dans les mêmes conditions et avec d'autres sujets, par la suite.

C'est là le grand danger des écoles qui ont créé des « dogmes » en hypnotisme. Ne voulant pas tenir compte de l'individualité des appareils employés, les expérimentateurs à théories toutes faites ou peu expérimentés écartent impitoyablement tout sujet qui ne reproduit pas exactement les faits décrits par les « classiques ». C'est là ce qui a permis la création des sujets professionnels qui jouent les expériences dont ils connaissent mieux les développements habituels que la plupart des expérimentateurs débutant dans ces études. La neutralité absolue dans les recherches poursuivies a permis à notre maître, le Dr Luys, de noter une foule de faits nouveaux qui indisposent les esprits enclins au dogmatisme ou au sectarisme et tous ceux qui voudraient rester à la même place et bannir le progrès du domaine de l'expérience.

# CHAPITRE VI : LE TRANSFERT

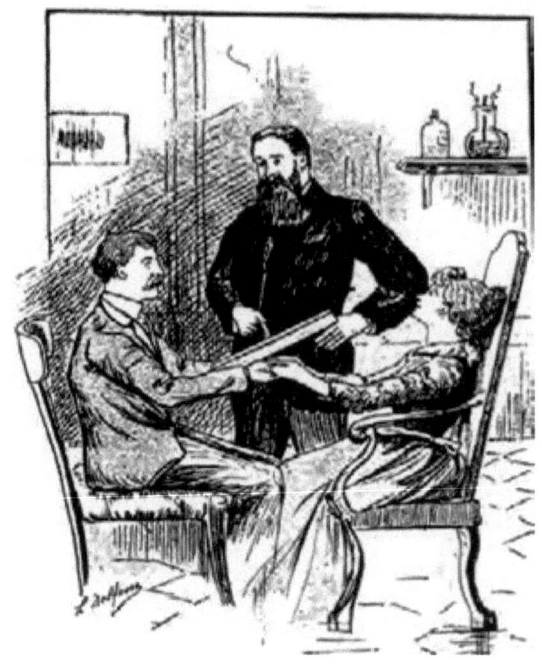

Le phénomène de transfert a été étudié pour la première fois par Babinski dans le remarquable exposé dont voici le titre :

Recherches servant à établir que certaines manifestations hystériques peuvent être transférées d'un sujet à un autre sujet sous l'influence de l'aimant, par le Dr Babinski, chef de clinique de la Faculté de Médecine à la Salpêtrière. Paris. *Progrès Médical,* 1886 in-8. Bibliothèque Nationale T. LXXXV, 717.

Mais le transfert a été perfectionné et véritablement transformé à l'hôpital de la Charité où plus de 560 malades ont été guéris par ce procédé. Voici la technique complète, encore inédite, de ce traitement avec nos modifications personnelles.

### Technique du transfert

La technique du traitement par les transferts est la suivante :

1. Le sujet est plongé en état de léthargie et placé le plus commodément possible soit dans un fauteuil, soit sur une chaise.

2. Une fois le sujet endormi, le malade assis en face, lui prend les deux mains : la main droite avec la main gauche et la main gauche avec la main droite si les deux personnes (malade et sujet) sont d'un sexe différent. En croisant les mains et en prenant droite avec droite, et gauche avec gauche, si les personnes sont du même sexe. Telle est la première phase de transfert, l'établissement du contact.

3. Le contact établi, l'opérateur prend le barreau aimanté de la main droite, le pôle positif tourné vers les patients et promène ce barreau, du su-

jet au malade et du malade au sujet en aimantant successivement les membres et le tronc. On part généralement de la poitrine du sujet au niveau du plexus cardiaque. On produit ainsi la seconde phase du transfert : l'aimantation.

4. Une fois l'aimantation terminée on pose le barreau et, sans que le malade lâche les mains du sujet, on fait passer ce dernier de l'état léthargique dans l'état somnambulique. C'est alors qu'on interroge le sujet sur ses sensations, et le sujet décrit minutieusement les sensations du malade puisque, par l'effet du transfert, le sujet est remplacé par la personnalité physique du malade. C'est la troisième phase du transfert : l'interrogatoire.

5. Quand l'interrogatoire est terminé, on fait au sujet les suggestions qu'on aurait faites au malade si ce dernier était endormi et on insiste plusieurs fois de suite sur ces suggestions. Quatrième phase du transfert : la suggestion.

6. C'est alors qu'il faut faire lâcher par le malade les mains du sujet. Le transfert est terminé, il ne reste plus qu'à dégager le sujet et à le réveiller. Cinquième phase du transfert : le réveil.

À la Charité, ces deux opérations se sont toujours faites en même temps ; mais en poursuivant ces études dans notre clinique, nous n'avons pas tardé à remarquer les très sérieux inconvénients de cette méthode et nous avons instauré la méthode de dégagement en deux temps, ou en deux suggestions.

Premier temps : le sujet croit toujours éprouver les symptômes de l'affection transférée. C'est donc sur ce point que va porter la première suggestion.

« Quand je frapperai dans mes mains, vous serez tout à fait dégagée, vous n'éprouverez plus aucun malaise, vous irez tout à fait bien sans vous réveiller. » On frappe alors dans ses mains et la suggestion agit. Le sujet est débarrassé de la maladie transférée.

Deuxième temps : c'est alors seulement qu'on réveillera le sujet par un procédé quelconque. On sera ainsi assuré de ne jamais incommoder les sujets, ce qui arrive trop souvent par l'emploi de l'ancienne méthode.

*Théorie du transfert* (sur le même sujet) par M. Debove.

M. Debove a essayé de donner du transfert la théorie physiologique suivante :

Soient AD les conducteurs de la sensibilité d'une moitié du corps, BE les conducteurs de l'autre moitié, C leur entrecroisement, GF une commissure inter hémisphérique. Le côté A est anesthésié, on applique un aimant. Par le fait de l'excitation ainsi produite, les impressions qui trouvent la voie fermée en FD suivent un chemin latéral c'est-à-dire AC FB E et la sensibilité apparaît en A. Le côté B devient insensible parce que la partie B E est commune aux impressions parties de A et de B et qu'il se produit en ce point un phénomène analogue à celui que les physiciens, dans l'étude de la lumière, ont désigné sous le nom d'interférence. Les conducteurs A se fatiguent à cause du long trajet que sont obligées de suivre les impressions ; celles-ci ne sont plus transmises ; les excitations faites en B trouvant la voie libre sont perçues. Après un repos, les conducteurs de côté A transmettent de nouveau les impressions, B redevient insensible et le même phénomène se reproduit un certain nombre de fois après l'application de l'aimant. Ainsi peut s'expliquer ce phénomène si singulier des oscillations du transfert.

On peut associer entre eux les divers traitements que nous venons d'énumérer. Parmi les associations les plus fréquemment employées nous signalerons.

### *La Couronne et le Miroir rotatif*

Application sur la tête de la Couronne pendant que le malade est assis devant le miroir.

### *La couronne et les grands courants d'aimant*

Ce qui revient t une aimantation de la tête pendant l'action des gros barreaux aimantés sur les plexus.

### *La Couronne et les transferts*

Le transfert s'opère pendant que le malade a la couronne sur la tête

On peut combiner encore :

Les aimants et la suggestion.

Le casque solénoïde et la suggestion.

# CHAPITRE VII : PETIT RÉSUMÉ ALPHABÉTIQUE DES APPLICATIONS DU TRAITEMENT EXTERNE ET PSYCHIQUE AUX PRINCIPALES AFFECTIONS NERVEUSES

*Anémie cérébrale*

    Plaques magnétiques et couronnes.
    Casque solénoïde.
    Transferts.

*Aphasie*

    Piles locales au niveau de l'hémisphère gauche.
    Couronnes électromagnétiques.
    Miroirs.

*Ataxie locomotrice progressive*

    Transfert et miroir. Absorption cutanée.

*Atrophie musculaire progressive*

    Électrothérapie. Métallothérapie. Miroirs.

*Congestion cérébrale*

    Applications externes d'alcool.
    Piles locales le long de la moelle.

*Épilepsie*

Hypnotisme (si possible).
Plaques magnétiques au cervelet et au plexus cardiaque.
Aimants.

*Hémorragie cérébrale*

Applications locales d'alcool.
Piles locales le long de la moelle.

*Hystérie*

Transferts. Hypnotisme.

*Maladie de Friedreich*

Aimants (plaques magnétiques). Transferts.

*Méningites*

Larges applications d'alcool.
Piles locales au niveau de la moelle.
Traitement diététique.

*Migraine*

Traitement diététique.
Hypnotisme.

*Myélites*

    Piles locales.
    Traitement diététique.

*Neurasthénie*

    Plaques aimantées au niveau du plexus cardiaque et solaire.
    Traitement diététique (dans les formes graves).
    Transferts.
    Casque solénoïde.
    Absorption cutanée.

*Névralgies*

    Traitement par la flamme.
    Transferts.
    Hypnotisme.

*Paralysies*

    Aimants.
    Transferts.
    Hypnotisme (dans le cas des par. hystériques).
    Méthode diététique (dans les par. anciennes).

*Paralysie générale*

    Couronnes magnétiques.

Piles locales en permanence au niveau de la moelle.
Casque magnétique.
Miroirs.

*Paralysie glosso-labio laryngée*

Traitement diététique.
Piles locales au niveau du bulbe.

*Scléroses*

Piles locales le long de la moelle.
Grands courants d'aimants.
Miroirs.

*Syringomyélie*

Plaques magnétiques.
Piles locales en chaîne le long de la moelle.
Aimants.
Transferts.

# Table des matières

INTRODUCTION : BUT ET PLAN DE NOTRE TRAVAIL .......... 4

## CHAPITRE PREMIER : LES AIMANTS

Effet cherché par l'emploi des aimants .......... 6
Divers appareils employés .......... 7
    Les plaques magnétiques .......... 10
    Chaînes de petits aimants .......... 10
Méthode de MM. Bourneville et Bricon .......... 12
Méthode de MM. Proust et Ballet .......... 13
Effets thérapeutiques de l'aimant
résumés par le Dr Bricon .......... 14
De l'emploi de l'aimant dans la thérapeutique,
par W. Hamond de New-York .......... 16
Chorée .......... 28

## CHAPITRE II : LES COURONNES MAGNÉTIQUES

Disparition de l'influence .......... 37
Le casque solénoïde .......... 38
Bibliographie .......... 39

## CHAPITRE III : LE MIROIR ROTATIF

De l'emploi des miroirs rotatifs dans la thérapeutique de
l'hystérie par MM. Georges Lemoine et Paul Joire de Lille .......... 41
Observation I .......... 50
Observation II .......... 55
Observation III .......... 60

Observation IV ... 64
Observation V ... 66
Observation VI ... 70
Observation VII ... 72

## CHAPITRE IV : TRAITEMENTS DIVERS

Électrothérapie ... 85
La Pile directe ... 85
Emploi de l'Eau ... 87
Le traitement diététique ... 87
L'enveloppement et les compresses humides ... 88
Des aliments ... 98
Les repos ... 106
Traitement par la flamme ... 111
Emploi de l'Alcool ... 112
La Métallothérapie ... 112
L'absorption cutanée ... 114

## CHAPITRE V : L'HYPNOTISME ET LA SUGGESTION

Technique de l'Hypnotisme en quatre leçons ... 115
    Première leçon : état de réceptivité ... 116
    Deuxième leçon : hypnotisation du sujet ... 118
    Troisième leçon : détermination des phases ... 120
    Quatrième leçon : réveil du sujet ... 124
De la suggestion thérapeutique ... 126
De l'expérimentation dans l'étude de l'hypnotisme ... 127
    Très grande habitude de l'expérimentation hypnotique ... 128
    Multiplicité des sujets employés ... 129
    Absence complète de toute idée théorique préconçue ... 131

## CHAPITRE VI : LE TRANSFERT

Technique du transfert . . . . . . . . . . . . . . . . . . . . . . . . . . . . 134
    La Couronne et le Miroir rotatif . . . . . . . . . . . . . . . . 137
    La couronne et les grands courants d'aimant . . . . . . . . 137
    La Couronne et les transferts . . . . . . . . . . . . . . . . . . 137

## CHAPITRE VII : PETIT RÉSUMÉ ALPHABÉTIQUE DES APPLICATIONS DU TRAITEMENT EXTERNE ET PSYCHIQUE AUX PRINCIPALES AFFECTIONS NERVEUSES

Anémie cérébrale . . . . . . . . . . . . . . . . . . . . . . . . . . . . . . . 139
Aphasie . . . . . . . . . . . . . . . . . . . . . . . . . . . . . . . . . . . . . 139
Ataxie locomotrice progressive . . . . . . . . . . . . . . . . . . . . 139
Atrophie musculaire progressive . . . . . . . . . . . . . . . . . . . 139
Congestion cérébrale . . . . . . . . . . . . . . . . . . . . . . . . . . . 139
Épilepsie . . . . . . . . . . . . . . . . . . . . . . . . . . . . . . . . . . . . 140
Hémorragie cérébrale . . . . . . . . . . . . . . . . . . . . . . . . . . . 140
Hystérie . . . . . . . . . . . . . . . . . . . . . . . . . . . . . . . . . . . . 140
Maladie de Friedreich . . . . . . . . . . . . . . . . . . . . . . . . . . 140
Méningites . . . . . . . . . . . . . . . . . . . . . . . . . . . . . . . . . . 140
Migraine . . . . . . . . . . . . . . . . . . . . . . . . . . . . . . . . . . . . 140
Myélites . . . . . . . . . . . . . . . . . . . . . . . . . . . . . . . . . . . . 141
Neurasthénie . . . . . . . . . . . . . . . . . . . . . . . . . . . . . . . . . 141
Névralgies . . . . . . . . . . . . . . . . . . . . . . . . . . . . . . . . . . . 141
Paralysies . . . . . . . . . . . . . . . . . . . . . . . . . . . . . . . . . . . 141
Paralysie générale . . . . . . . . . . . . . . . . . . . . . . . . . . . . . 141
Paralysie glosso-labio laryngée . . . . . . . . . . . . . . . . . . . . 142
Scléroses . . . . . . . . . . . . . . . . . . . . . . . . . . . . . . . . . . . . 142
Syringomyélie . . . . . . . . . . . . . . . . . . . . . . . . . . . . . . . . 142